コロナ禍の認知症医療とケア

医療・ケアの現場から

大場敏明【編】

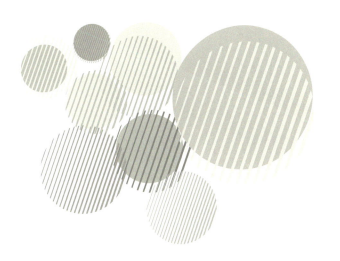

都政新報社

コロナ禍の認知症医療とケア

医療法人財団アカシア会理事長・クリニックふれあい早稲田院長 大場 敏明

1 認知症医療の現場から

町医者のメッセージ

第一線医療と介護の現場は、私の医師人生49年間でいまだかって経験したことのない緊張状態にある。

コロナパンデミック2年半、感染の危険と隣り合せの中、可能な限りの対策を図りながら、地域医療、認知症医療と介護、障がい者支援に取り組んできた。

当法人のアカシア会の活動

疾病や障がいがあってもその人らしい生活と人生を支える基本理念のもと、ともに歩む活動に取り組んでいる。医療・介護・福祉の3分野13事業所の現場は、3密（密閉・密集・密接）が避けにくい。特に認知症介護の自立生活支援ケアでは、密集・密接が不可避だ。感染対策を取りつつの認知症ケアだが、なじみの知り合いが集うことで明るい笑顔が維持される。

外来・訪問診療に取り組むクリニックと訪問看護ステーションは、コロナ感染症の早期診断・早期対応の最前線で、ワクチン接種の中心も担う。当院は2年前から感冒外来を立ち上げ、一般外来・もの忘れ外来と峻別《しゅんべつ》し、また法人にコロナ感染対策チームをおき、副院長を責任者に、前介護部長の保健師に事務局をお願いし、随時、機敏に対策を打ってきた。

感冒外来開始とともに、クリニックの診療体制も変更。昼前1時間を一般外来と完全分離し、電話予約で電話問診と車内診療とした。患者さんに車内待機（自家用車またはクリニック所有車）をお願いし、特設の屋根付きカーポート内駐車とし、そこで診察している。

もの忘れ外来（3・5単位／週）は、全予約の午後診療とし、一般外来とは峻別。家族同伴が多い中、極力待合の混雑を予防しつつ、長谷川テストなどの検査、そして笑いのある診療を引き続き追求している。感染対策の基本、マスク着用を家族の協力で継続し、生活相談員のアドバイスを適宜提供し、認知症ケアにつなげている。

コロナ禍の認知症医療とケアの現場として、以下の3事例を紹介する。

第4波（昨春）、認知症グループホームで感染者6割死亡

重症化リスクが高いデルタ株流行下、往診している介護施設から驚きの連絡があった。前日スタッフが家族からコロナ感染し、本日入居者さんが発熱と。施設ではすぐ全員をPCR検査し陰性を確認したが、経過からコロナ感染疑い濃厚だ。病院に入院依頼、そして救急車要請もかけたが、入院先が見つからない。実に4時間後に、やっと隣県の総合病院入院となる。

その後、同フロアの2人とスタッフが次々と発熱、コロナ集団発生だ。そして、接種予定のワクチンが延期に。また入院した3人のうち2人が帰らぬ人に。長く往診していた患者さんたちの逝去は実に悲しい。もしワクチン接種が早ければ、コロナ感染が予防できたのではないかと悔やまれた。

施設では、感染看護師の指導で入居者の感染予防と早期対応、さらにグループホームでの認知症ケア維持に、なるべく一緒での食事やリハビリなども再開した。

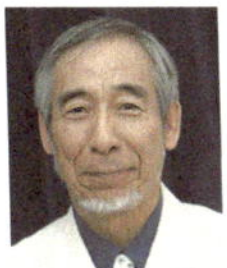

おおば・としあき＝1946年新潟県生まれ。千葉大医卒。同大学内科研修を経て、地域の病院・診療所に勤務。老人病院時代、認知症（当時は痴呆症）医療の現実に疑問を感じ、2000年埼玉県三郷市内にクリニックふれあい早稲田開業。「町医者」志向で地域医療を担い、認知症グループホームやデイサービスなど六つの介護事業所と四つの福祉事業所を運営。主著に『ともに歩む認知症医療とケア』『かかりつけ医によるもの忘れ外来のすすめ』（ともに現代書林）、『ドクター大場の未病対策　Q＆A』『未病歳時記』（ともに幻冬舎）など。

第6波（今春）、クラスターで9割が感染

オミクロン大流行で高齢者施設のクラスターが際だち、高齢者死亡も急増、困難に陥っている介護現場が増えている。その困難が、うめき声のように聞こえてくる。

近隣の特別養護老人ホームで、入居者の9割・職員の5割がコロナ感染してしまった。これは築40数年の多床室（一部屋6～7人など）で、隔離などが難しくて起きた感染の大嵐だ。当然、通常業務維持は困難になり、臨時体制を組む。何とか通常の半分のスタッフ（未感染者）で業務を回した。

感染予防優先とし、入浴支援停止など全ての業務を簡素化。現場を守ることに職員が団結して取り組み、犠牲者は最小限にとどめた。クラスターを克服し、認知症高齢者の生命と生活を守りきって、今新特養ホームへの改築と拡大に取り組んでいる。

第7波、オミクロン株BA・5感染爆発

医療と介護・福祉の現場は今、まさに困難の渦中にある。いつ・どこで・誰が感染するか分からない中、感冒外来受診者が急増し、介護・福祉利用者の感染もいまだかってなく頻発し、すぐクラスター化に。利用者・職員の感染は、ほとんどが家族からの感染連鎖である。

クリニックの職員も、事務・看護と家族から感染しているが、休診に追い込まれかねない院内クラスターを警戒、予防している。常勤2、非常勤4人の医師体制も綱渡りながら、維持してきている。私自身、2回濃厚接触となったが、素早い検査の繰り返しと規定通りの休みをとり、他の医師たちの協力も得る早期対応で、業務を維持している。

非常勤の医師は7割がコロナ感染したが、偶然一斉発病は避けられ、交替で勤務態勢を組んできた。なんと言っても早期診断・早期対応でのクラスター予防が重要だ。

第7波の感染爆発の中、高齢者施設や病棟でクラスターが発生し、拠点病院の発熱外来もパンク状態。入院も極めて困難で、コロナ在宅患者さんが増え、在宅死が続発している。

ワクチン接種の推進、感染予防策の徹底、そして感染疑いがあれば、少しでも早いPCR検査にて早期診断・早期対応・隔離でクラスターを予防して、認知症医療と介護の現場を守ることが重要である。

◇

「その人らしい生活と人生を支えて」「ともに歩む医療とケア」を理念として認知症医療に取り組む大場氏に、3回にわたってコロナ禍で奮闘する現場の様子を伝えてもらう＝随時掲載。

（編集部）

2022年09月16日　006面　01版　No.01

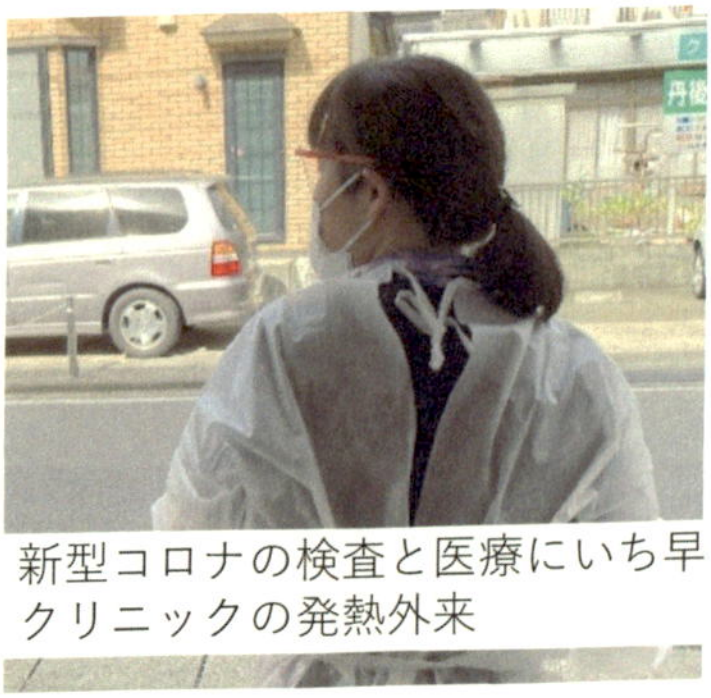
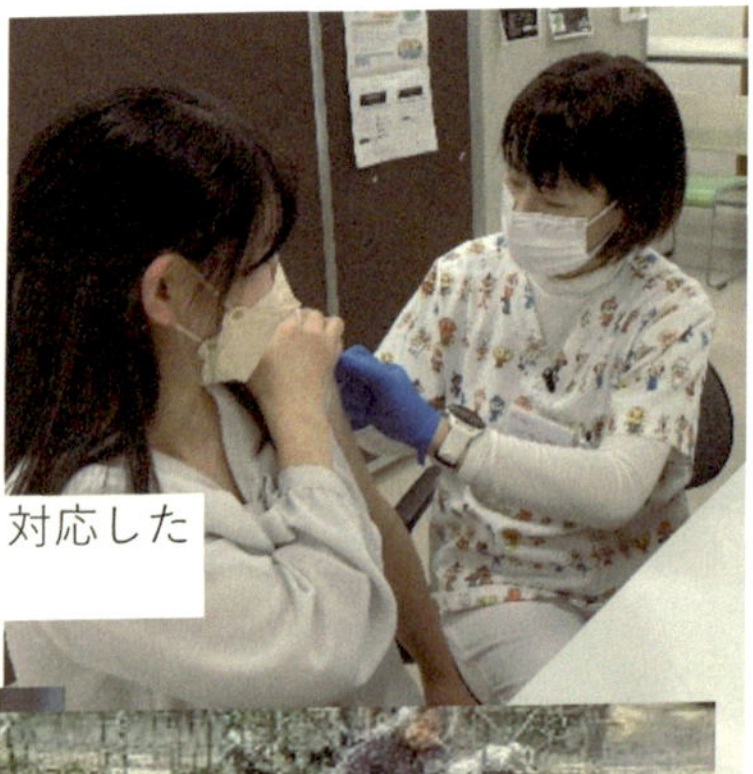

新型コロナの検査と医療にいち早く対応した
クリニックの発熱外来

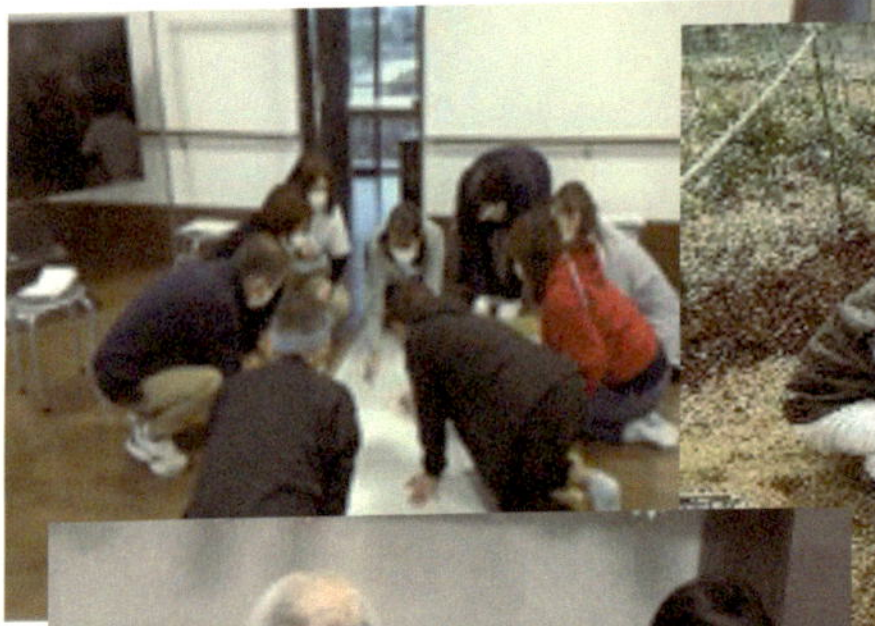
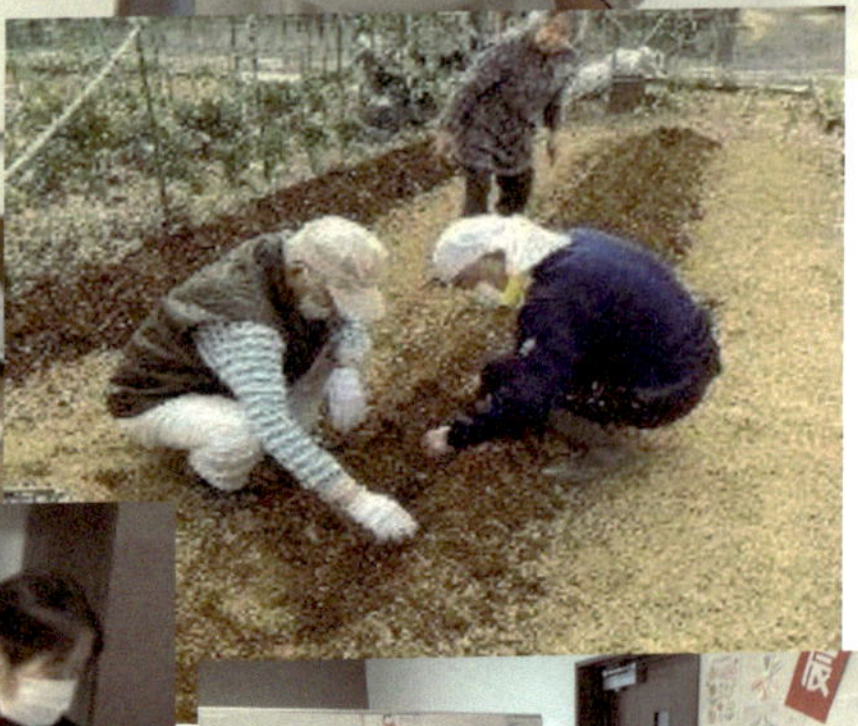
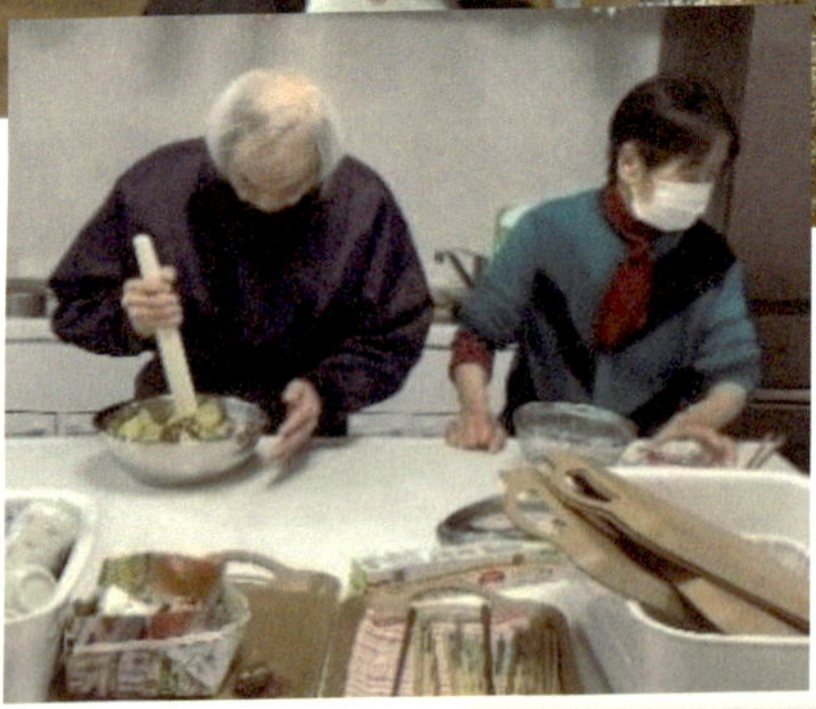
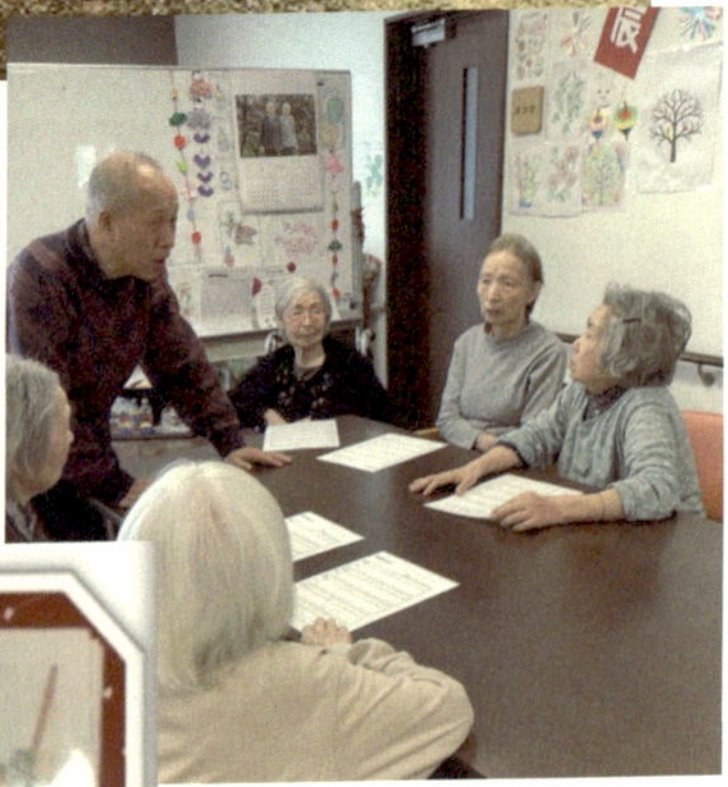
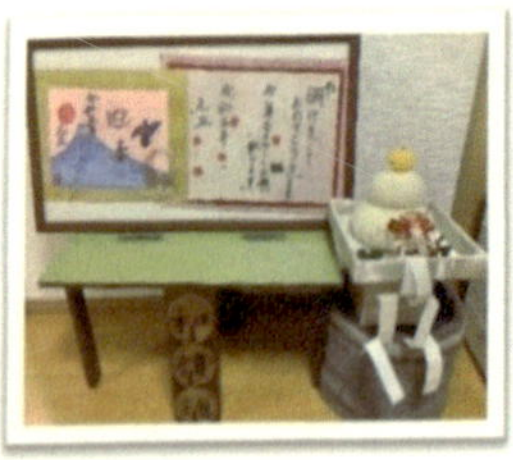
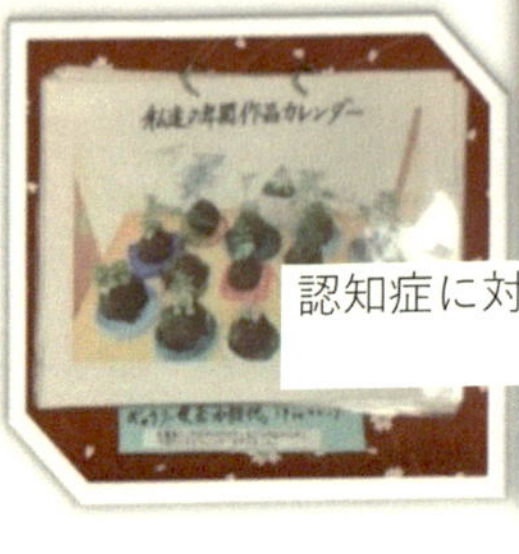

認知症に対応したGHや通所施設では
多彩な活動を行っている

はじめに

コロナ禍3年目の2022（令和4）年9月から都政新報に寄稿した「認知症医療の現場から　町医者のメッセージ」は、2年間、11回にわたる連載となった。このたび、これを編集し、関係者の証言・提言も加えて、本にまとめて出版することとした。

私は人類史上初めての新型コロナウイルスのパンデミックの中、いまだかって経験したことのない困難な状況に追い込まれた医療・介護の真っ只中で、認知症医療に取り組んでいる。とりわけ厳しい状況におかれたのが認知症の方への医療とケアの現場である。

認知症当事者の人たちは、初期の方は別として、一定進んでいくと認知力・記憶力・判断力などが低下し、コロナ感染に備えることが難しくなる。例えば、マスク・手洗いなど身の回りでの対策も家族の援助なしにはほぼ不可能であり、立ち入り禁止や隔離なども励行困難といわざるをえない。

認知症の方は認知機能低下による情報やサービスへのアクセスの困難さ、環境変化への適応の困難さから、新しい生活様式の実践が難しくなる可能性が考えられる。さらに、新型コロナウイルス感染の拡大下では、外出自粛や施設における面会制限など感染予防のための取り組みにより、身体機能の低下や行動心理症状（ＢＰＳＤ）の増悪などの悪影響が認知症の方に生じてきたと言われている。

コロナ禍の厳しい困難に直面する医療・介護の現場。そこで奮闘している人たちや、新型コロナに感染して健康障害を免れなかった認知症当事者の方々など。その現場の実情・生の声・状況と当事者の声を掲載したいとの都政新報社の提案から、この連載は始まったのである。

きっかけは２０２２年７月、若年性認知症の方／当事者の映画『妻の病　レビー小体型認知症』の上映会（日比谷コンベンションホール）の際に開かれた座談会に、私も参加させていただいたことにある。学生時代からの友人・小山正見氏（日本学校俳句研究会代表）の紹介で、医師の立場から認知症について解説をしたのだが、それを都政新報の記者も聞いていていたのである。

この企画のタイトルは、「愛する人が病になったとき、何ができるのか『映画』と『俳句』のコラボレーション、『妻の病』と『大花野』」伊勢真一（映画監督）×小山正見（俳人）」であった。

映画上映後のスペシャルトークで、まず伊勢監督が、レビー小体型認知症の妻と小児科医の夫を密着取材してドキュメンタリー映画にしたこと。次に小山氏が、アルツハイマー病にかかった妻を詠った俳句集の出版を自己紹介した。この年の6月には、小山氏が都政新報へ「句集『大花野』につづる、認知症の妻との暮らし」と題する原稿を寄せていた。

私は認知症についての簡単な解説、アルツハイマー病とレビー小体型認知症について、そして映画や句集の中で見られる行動心理症状（BPSD）を説明した。例えば、幻視・幻覚、認知機能、見当識障害などについてのミニ解説である。その中で、小山氏の俳句集のタイトルになった「ここはどこ、あなたはだあれ」の症状について触れ、これが認知症初期ではなく中期からの場所の見当識障害であり、さらに人の見当識障害は進行期のものであることなどを説明した。

この時参加されていた石原典武氏（元・クリニックふれあい早稲田勤務の放射線技師）の感想メッセージを紹介する。「認知症当事者とご家族の不安と苦悩を素直に表現された句集とドキュメンタリー映画に、しみじみと考えさせられた後、専門医による病気の分析と認知症当事者への関わり方の説明を受けるという、芸術と科学を一体にした素晴らしい催しに感動しました。小山先生の続編をお待ちします」との感想だった。

この催しでの私の発言・解説は、2015(平成27)年に発刊した拙著『ともに歩む認知症医療とケア』(現代書林刊)の内容の紹介でもあったが、認知症に関する知識・情報などを各地の講演会、研究会などで講演してきたものである。しかし、2020年からのコロナ禍ではリアルの講演会などはほとんど行われなくなっており、この場が久しぶりの公開での発言であった。

振り返れば、2012(平成24)年の「認知症フォーラムさいたま」(読売新聞社、NHKなど主催、厚生労働省後援)に、家族の会(認知症の人と家族の会)推薦で出演し、認知症の解説と時代認識を語ったことがあった。その時、GH協会(認知症グループホーム協会)の幹部の方が聞いておられ、フォーラム終了後すぐにクリニックにお見えになったのである。その方から、GH協会との今後の連携・協力の話をいただくことになったのだが、その素早さと熱心さにいたく感服したものである。それから、GH協会での勉強会・研究会などで幾たびとなく、話をさせていただくことになった。そして、皆さんから強く要請され、2022年から認知症GH協会の埼玉支部長に就任するなど、深いお付き合いが今日まで続いている。

一方で、この「認知症フォーラム」での認知症の解説などが、3年後の拙著『ともに歩む……』の発刊に、さらに5年後の続編『かかりつけ医によるもの忘れ外来のすすめ』（現代書林刊）発刊にもつながったといえるのである。

国内で初めての新型コロナ感染症が確認されてから5年になろうとしている。2023年6月には、インフルエンザと同等の5類への変更となったが、クラスターは施設・病院内でも続いており、油断は禁物である。重症化は弱まっているが、感染力は強く、家族内感染、施設内感染も増えている感じがある。この間、コロナ禍への対応に、医療とケアの現場はいまだかって経験したことのない苦労を重ねてきている。

本書『コロナ禍の認知症医療とケア　医療・ケアの現場から』は、いまだ油断できない新型コロナ感染症への対応について、認知症医療とケアの現場からの報告と提言として世に発信するものである。認知症医療とケアの改善・発展のために、また感染症対策の強化のために、ささやかながらでも貢献できればと願い、ここに発刊した。

認知症の医療とケアに従事する多くの皆さんに、そして当事者・ご家族に、さらに広く市民の皆さんや、行政関係の皆さんにも、手に取って読んでいただければ幸いである。

２０２５年年頭

医療法人財団アカシア会理事長

大場敏明

認知症医療とケアの現場から

略語・解説

HDS　HDS−R・長谷川スケール・長谷川テストなど同義語
（公式）HDS−R（改訂長谷川式簡易知能評価スケール）

BPSP（Behavioral Psychological Symptoms of Dementia）：行動・心理症状

新型コロナ感染症の呼名
【病名】新型コロナウイルス感染症（COVID− 19）
<略>COVID− 19、新型コロナウイルス感染症、新型コロナ感染症など
【原因ウイルス名】重症急性呼吸器症候群コロナウイルス2（SARS−CoV―2）
<略>新型コロナウイルス（SARS−CoV−2）

新型コロナウイルス感染症　流行の波　（私見）
（公式の発表はないので大場がネット情報などからのまとめ）

	期　　間
第 1 波	2020年2月～5月頃
第 2 波	2020年6月～10月頃
第 3 波	2020年11月～21年3月頃
第 4 波	2021年4月～6月頃
第 5 波	2021年7月～9月頃
第 6 波	2022年1月～5月頃
第 7 波	2022年7月～9月頃
第 8 波	2022年10月～23年4月頃
第 9 波	2023年7月～9月頃
第 10 波	2023年12月～24年3月頃
第 11 波	2024年7月～10月頃

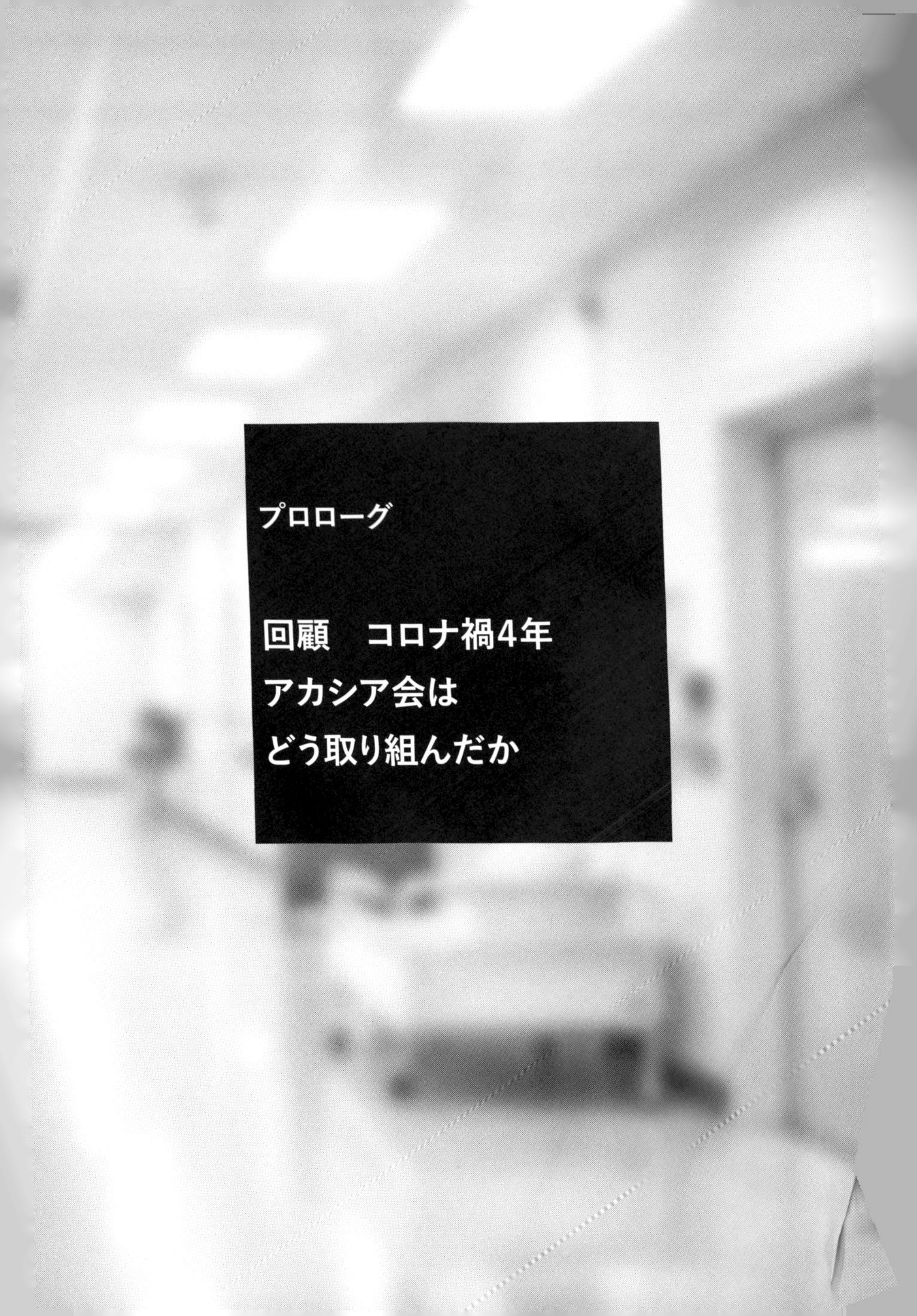

プロローグ

回顧　コロナ禍4年
アカシア会は
どう取り組んだか

第１章
コロナ禍４年（２０２０年〜２０２４年）を振り返る

Ｉ　新型コロナウイルス感染症　４年の経過

日本で初めて新型コロナウイルス感染症患者を確認したのは２０２０（令和２）年１月15日である。前年に中国・武漢市で原因不明肺炎の発生が発表されたが、世界保健機関（W

ＨＯ）からの求めに応じてクラスターの情報が提供され、新型ウイルスを検出していたのであった。

その後、世界的に流行が広がり、１月末にＷＨＯが「国際的な緊急事態」を宣言、２月には正式名称　ＣＯＶＩＤ－19を発表、３月11日には、ＷＨＯのテドロス事務局長が「新型コロナウイルス感染症はパンデミック（世界的大流行）と言える」と宣言。そして20日には感染者が20万人を超え、４月２日には80万人、４月16日には２００万人を記録した。

国内でも、３月24日に特措法（新型インフルエンザ等対策特別措置法）が施行され、翌日、東京２０２０オリンピック大会の延期決定。３月29日には、タレントの志村けんさん（当時70）が新型コロナウイルス感染により死亡したことなどから、身近な大きな脅威と世論が反応した。そして、４月７日には緊急事態宣言発出となり、同20日には累計患者数が１万人を超えるなど、第１波の中の慌ただしい経過をたどった。

（１）第１波（２０２０年４月ピーク）の頃

５月のアカシア会の「２０１９年度法人のまとめ」の中の「コロナ関連記述」では、以下のように記した。

「昨年末（２０１９）に突如現れた新型コロナウイルスは瞬く間に世界中に広がり、感染者数は４１７万人を超え、亡くなられた方は28万７３９９人に達しています。日本の感染者は韓国を超え１万６０７９人で、アジアでは中国に次いで２番目の感染者蔓延国となり、国内の死亡者は６８７人となりました。

今、私たちが直面している新型コロナウイルスの状況は当初の予想を大きく超えて全世界で広がりをみせ、日本においても首都東京を中心に全く予断を許さない緊迫した状況が続いています。現在の直面している問題は、恐らくかつて私たちが経験したことのないような種類の難題だと思われます。どう対処したらよいのか日々の情勢の変化に機敏に対応することが求められています……」

世界的には２０２０年９月（第２波後・終期）に３千万人、11月に５千万人、翌21年１月（第３波後期）には１億人の感染者数となり、拡大が止まらない状態となった。それに対して、11月にコロナワクチンの有効性が確認され、12月から各国でのワクチン接種が始まったのである。

クリニックでは、４月から発熱外来を一般外来と分離して開始。早速、相談電話は毎日のようにかかり、ＰＣＲ検査も独自に実施したが、第１波の間には陽性者は出なかった。

（2）第2波（2020年8月ピーク）～第4波（2021年4月ピーク）の期間

２０２１年5月の法人のまとめ（２０２０年度）では、以下のように触れた。
「新型コロナウイルス感染症（ＣＯＶＩＤ－19）の蔓延状態が今も続いて・・・・。東京をはじめ大阪・京都・兵庫では3回目の緊急事態宣言が4月25日（２０２１年）から発出されています。感染症拡大期の当初から、政府には適切な感染症対策が求められてきましたが、安倍政権も菅政権も新型コロナウイルスの感染拡大を抑制させる対策が不十分であったと言わざるを得ません。医療界への補償策は不十分なまま、経済補償なき自粛要請と罰則強化では感染の拡大が止められません。二度目の緊急事態宣言が出された今年（２０２１年）1月8日以降も新たな施策を講じることなく、新規感染者は『下げ止まり』状況にありながらも3月21日に宣言は解除されました。埼玉や東京などでは解除後1ヵ月も経たずに感染者数は拡大に転じ、国民生活は危機的状況に陥っています。

国民の生命と健康を守り、医療・介護・福祉を守るためにＰＣＲ検査・ワクチン接種等の体制拡充や感染拡大予防への十分な経済補償等の施策が求められています。

医療機関の経営支援として新型コロナウイルスへの対応事項には補助金や診療報酬上の

措置がされたものの、患者の受診控えによる減収、深刻な経営難の状況を支援する施策が『融資』以外には講じられていません。

現在の医療現場の状況は、長年の医療費抑制策により感染症に対応する病床が削減され、医療提供体制や医師などの医療者が不足していることから、重症者を受け入れる病床はもちろん、軽症者の受け入れ先確保もままならない深刻な状況が露呈しています。

公衆衛生分野でも予算と人員が長年にわたって削減され続けてきた結果として国立感染研究所の体制は脆弱化し、地域を担う保健所も役割を果たしきれなくなっています。公的機関における正規職員不足は、感染対策を担う行政の遅滞、感染防止策として支給される支援金等の目詰まりの要因にもつながりました。コロナ禍で確実になったことは医療や社会保障制度を充実させ、医療の人員や施設を日常から手厚くしておくことの重要性です」

クリニックの発熱外来では、相談電話が毎月20～40件かかり、ＰＣＲ検査も独自に実施したが、第２～４波の間には陽性者は月に1、２名ほどであった。

（3）第5波（2021年8月ピーク）～第6波（2022年2月ピーク）の期間の動向

特徴的な動向としては、２０２１年4月・高齢者向けのワクチン接種開始、６月・職域単位でのワクチン接種開始、７月・東京２０２０オリンピック開幕（約２週間）、８月・５波がピークを迎え、日本の１日あたり感染者２万５千人。

オミクロン株に置き換わった２０２２年１月から、１年余続いた第６波～第８波につながる。６波は、２０２２年１～３月。その後、７波、８波と感染が爆発的に拡大し、流行のたびに過去最大の死者を生み出していった。

その一方、諸外国ではポストコロナの動向に。３月英国が入国時の水際措置撤廃。同月イタリア、５月スイス、スリランカ、６月アメリカ、７月ロシアの規制緩和などである。

２０２２年５月に開かれたアカシア会「２０２１年度法人のまとめ」での記載。

「新型コロナウイルス感染症（ＣＯＶＩＤ－19）……感染拡大は続いています。２０２１年４月の国内の感染者数は47万５０４４人でした。ところが１年後の２０２２年４月１日では６６３万９５７５人（14倍）となっています。特に私たちの生活圏域の埼玉、東京、千葉、神奈川でも第６波での陽性者数は激増し、保育園、学校、家庭内から職場での感染拡大へと広がり、その対応に追われる状況が数カ月も続きました。

各事業所ではこれまでに経験したことのない新型コロナ感染症拡大の中で患者さん・利用者さんの要求に応え、創意工夫を図り、試行錯誤の中で事業の継続に奮闘した１年間でした。特に感染拡大が利用者とその家族、さらには職員とその家族にも広がる事態が断続的かつ長期化している中で、事業所運営は大変なものがありました。

しかし、その中でも法人内でのクリニックふれあい早稲田の役割は大きく、法人内の全ての職員とその家族、利用者さんとその家族のコロナ疑いも含めた対応に素早く適切に対応しました。これにより、クラスターになりかねない状況でも法人内ではクラスターにはならずに最小限の被害にとどめることができています」

※２０２１年クリニックふれあい早稲田のまとめから

「ＰＣＲ検査実施数は累計で６８８人（うち陽性者総数は１４１人）。２０２２年１月から３月末までの３カ月間での陽性者数が１２４人（年間総数の87・９％）で、凄まじい第６波の感染拡大でした。

２０２１年６月より新型コロナワクチン接種を週5日間開始し、夕方の体制を確保して通常診療とは分け、１６６２人の方へ接種しました」

（4）第7波（2022年8月頃ピーク）〜第8波（2022年12月頃ピーク）の動向

2023年5月の「2022年度法人のまとめ」では、以下記述した。

「新型コロナウイルス感染症について……2023年5月7日の全国感染者数は1万46 22人と、第8波（2022年10月〜2023年2月）の感染者数（1日の感染者数が20万人を突破）と比べれば減少しています。これまで自粛されていた行動制限も解除され様々な場所でコロナ前の催しが再開されています。……人々の活動のレベルが戻り、接触の機会が増え、オミクロン株のうち感染力が高く免疫から逃れやすいとされる『XBB』系統への置き換わりも進んでいることで、専門家からは非常に予測が難しいという声も上がっています。第9波は第8波を超える可能性もあるとも言われています。

そんな中、政府は2023年5月8日から、これまでの2類相当から季節性インフルエンザと同じ5類に引き下げました。これにより今後は医療を受ける制度が大幅に変更されます（公費負担→保険診療へ）。感染予防等についても個人に委ね、国民に丸投げする中、……職員と患者さん・利用者さんの健康を守る対応がより一層必要となってきます。

第8波（2022年11月〜2023年2月）では、法人初めての事業所内でのクラスター（集団発生）を経験しました。その後も毎月のように介護・福祉事業所でのクラスターが発生しましたが、利用者さんの重症化は予防できています。職員への感染もかってない規模で起きました。特にクリニックふれあい早稲田では感冒外来を担当していた副院長が感染、そして院長へと感染が連鎖しました。そんな中でも協力病院医師や非常勤医師の皆さんの協力により診療を止めることなく、地域の医療を守ってきました」

（5）第9波（2023年7月から9月）～第10波（2023年12月から2024年初頭）の期間

２０２４年5月法人評議員会「２０２３年度　法人のまとめ」から「新型コロナウイルス感染症は２０２３年5月に感染症法の5類に移行しましたが、２０２３年度も発熱外来では相談件数３０６４件（前年比３７０件増）、検査数（ＰＣＲ及び抗原）１４１２件（前年比１００件増）と増加しました。一方、陽性者数（みなしを含む）は３５３件（前年比３３８件減）と減少しましたが、発熱や感冒症状の患者をその他の一般の患者と分けて行う発熱外来は、時期によっては季節性インフルエンザや溶連菌感染症などの流行とも重なり、１年を通じて重要な役割を果たし続けています」

以上、「年表　新型コロナウイルス感染症対策（２０１９／12～２０２３／５）」を参照

年表 新型コロナウィルス感染症対策（2019.12～2023.5）

東京都健康長寿医療センター総務課（老年学情報センター）宮本孝一

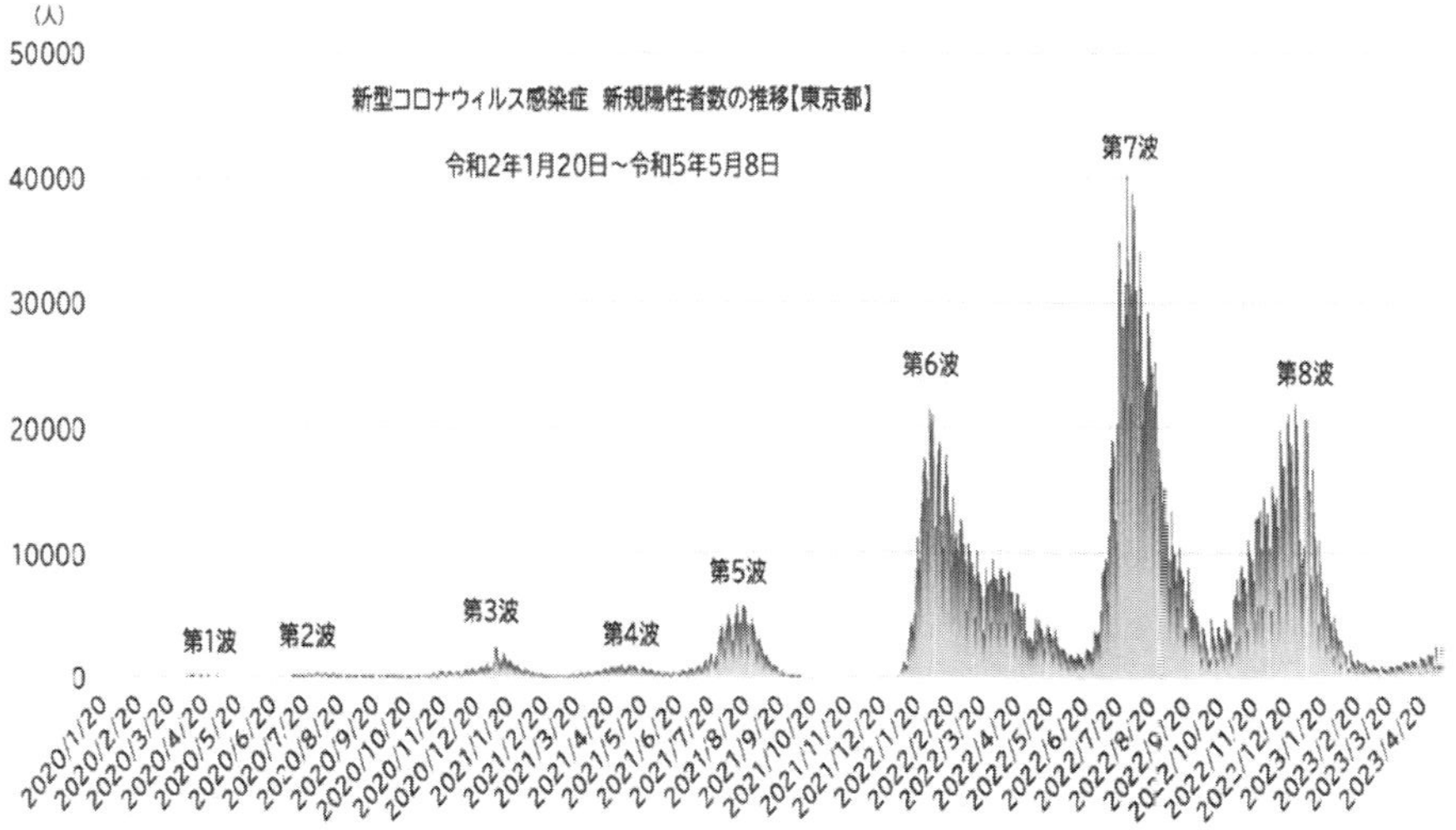

東京都オープンデータカタログサイト「東京都 新型コロナウイルス感染症新規陽性者数」よりグラフ作成

し、また医療法人アカシア会の総括と方針（年度ごとの定例、評議員会決定）を引用して記述した。

Ⅱ　新型コロナ感染症の今（2024年10月）

２０２３年５月の５類化移行後１年間の統計が最近発表された。以下、共同通信社のホームページから抜粋引用する。

5類移行後の1年間で死者数が季節性インフルの約15倍

２０２４年10月24日発表の厚生労働省の人口動態統計が最新情報。新型コロナウイルスの感染症法上の位置付けがインフルエンザと同類の５類となった２０２３年５月～24年４月の１年間の統計で、死者数が計３万２５７６人に上り、季節性インフルエンザの約15倍と格段に多い。大部分を高齢者が占めるとの報道だが、政府は重症化リスクの低下を理由に新型コロナの類型を引き下げ、日常生活の制約はほぼなくなったが、実は今も多くの人が脅威にさらされていることを表している。

確かに現在の感染状況は落ち着いているが、例年冬にかけて感染者が増える傾向であり、現在も時々、施設や病院でのクラスターも見聞する。東北大の押谷仁教授（感染症疫学）は、現在も「大勢が亡くなっている事実を認識し、高齢化社会の日本で被害を減らすために何ができるのかを一人ひとりが考えないといけない」と訴えている。

人口動態統計のうち、確定数（23年5月～12月）と、確定前の概数（24年1月～4月）に計上された新型コロナの死者数を集計。その結果、３万２５７６人となり、65歳以上が約97％……。同時期のインフルエンザの死者数は２２４４人。新型コロナは、ウイルスが次々と変異して高い感染力を持つ上、病原性はあまり低下せず、基礎疾患のある高齢者が感染して亡くなっているとみられる。

男女別では男性1万８１６８人、女性1万４４０８人で、喫煙者や慢性肺疾患の患者が男性に多いことが一因の可能性を指摘。

新型コロナによる年間死者数は、オミクロン株の流行で感染が急拡大した22年は４万７６３８人、23年は３万８０８６人で、高水準を維持しているが、時間の経過に伴い減少傾向に。自然感染やワクチン接種で免疫を持つ人が増えた影響と……。

３万２５７６人を23年の死因別年間死者数に当てはめると、1位がん、２位心疾患などに続き8位。

２０２４年4月1日以降、治療薬や入院費の補助といった患者への公費支援はなくなった。押谷氏は「社会経済を止めずに死者をできるだけ減らすためにも、高齢者へのワクチンや高齢者施設における検査といった有効性が示されている対策の費用は国が負担すべきだ」と指摘。

※新型コロナの５類移行

政府は２０２３年5月8日、新型コロナウイルス感染症の重症化リスクが低下したとして、感染症法上の位置付けを「新型インフルエンザ等感染症」から「５類」に引き下げ、法律に基づく入院勧告や外出自粛の要請はなくなった。患者への公費支援も段階的に縮小。今年4月1日以降、治療薬や入院費の補助はなくなり、ワクチンは高齢者らを対象とした原則有料の定期接種となった。マスク着用や換気、手指消毒といった対策は引き続き有効だが、個人の判断に委ねられている。

Ⅲ　コロナ禍の認知症ケアの困難について（コロナ禍初年度の研究）

２０２０年８月に、**「コロナ禍が認知症患者に与えた影響」**（広島大学の共生社会医学講座で調査した研究）の結果が発表された。貴重な調査研究と思われるので、以下引用する。（広島大学共生社会医学講座ホームページ）

新型コロナウイルス感染症の拡大により、認知症の人の症状悪化と家族の介護負担増が危惧される中での実態調査だが、全国９４５施設・介護支援専門員７５１人のオンライン調査、コロナウイルス感染症感染拡大下（おおよそ２０２０年２月～６月頃）の期間での結果であった。

その結果、①認知症本人への影響として、４割の本人に症状悪化が見られ、在宅者では半数以上に悪影響が見られた②介護家族への影響として、家族への負担増が認められ、４割の方が仕事を辞めたりしたとのことなど、深刻な実態が報告された。特に入所施設では、面会制限・外出制限・対面での食事の制限などなど、感染対策でやむを得ない様々な制限の長期化による、本人のＡＤＬ低下など厳しい結果であった。

本研究結果のポイントは、①認知症の人の症状悪化、新型コロナウイルス感染症（ＣＯＶＩＤ－19）拡大下において、約４割の入所系医療・介護施設、約４割の介護支援専門員が介護サービスの制限等で「認知症者に影響が生じた」としており、特に在宅者では半数以上が「認知機能の低下、身体活動量の低下等の影響がみられた」との回答である。22％の本人が体調不良に陥ったというのである。そして、②家族の介護負担増の実態の中で、在宅認知症者が介護サービスを受けられなくなった場合、約７割の介護支援専門員が「家族が介護を行うことがあった」と回答。そのため家族が「仕事を休んだ」（約４割）、「介護負担のため精神的・身体的な負担が増した」（約２～３割）、28％の家族が抑うつ状態になったりとしている。

概　要

新型コロナウイルス感染症（ＣＯＶＩＤ－19）に対しては長期的な取り組みが必要であり、そのためにはマスクの着用など含めた新しい生活様式への移行が必要であるとされています。しかし、認知症の方は認知機能低下による情報やサービスへのアクセスの困難さ、環境変化への適応の困難さから新しい生活様式の実践が困難である可能性が考えられます。さらに、新型コロナウイルス感染拡大下においては、外出自粛や施設における面会制限などの感染予防のための取り組みにより、身体機能の低下や行動心理症状の増悪などの悪影響が認知症者に生じていたと言われています。また、認知症の方が感染した場合には、認知症症状や行動心理症状などのため、隔離など必要な対応が困難であったとする意見も聞かれました。認知症者のほとんどが高齢であり新型コロナウイルス感染では重症化するリスクが高いにもかかわらず、新型コロナウイルス感染症への備えに関して多くの面で課題があると考えられます。

広島大学大学院医系科学研究科共生社会医学講座の石井伸弥寄附講座教授は、一般社団法人日本老年医学会、広島大学公衆衛生学講座と共同で高齢者医療・介護施設および介護支援専門員を対象としたオンラインによる質問票調査を行い、コロナウイルス感染症感染拡大下（およそ２０２０年2月~6月頃）の期間に高齢者医療・介護施設に入院もしくは入所中の認知症者や在宅で介護保険の居宅サービスを利用している認知症者や家族にどのような影響がみられたのか、またそれに対してどのような取り組みが行われたのか調べました。

入所系医療・介護施設945施設および介護支援専門員751名がオンライン調査票に回答しました。入所系医療・介護施設の32・5％に運営状況に大きな変化があったと回答しており、さらに、ほぼ全ての施設が入所者の日常的な活動に制限が生じたと回答しました。通所系や訪問系サービスに関しては、介護支援専門員の71・5％が介護サービス事業所の運営状況に大きな変化があったと回答しており、78・7％が認知症者が少なくとも一部のサービスが受けられなくなった、受けなくなったと回答しています。

医療・介護施設の38・5％、介護支援専門員の38・1％が認知症者に影響が生じたとしており、特に行動心理症状の出現・悪化、認知機能の低下、身体活動量の低下等の影響がみられたと回答しています。

介護保険サービスが受けられなくなった場合、家族が介護を行うことがあったと72・6％の介護支援専門員が回答しており、そのため家族が仕事を休んだり、介護負担のため精神的・身体的な負担が増したと回答しています。

第２章　コロナ禍、アカシア会の活動を振り返る

Ⅰ　クリニックの取り組み・発熱外来（感染症担当の大場文江副院長の報告）

２０２０年４月からクリニックで発熱外来をはじめました。

発熱外来は、時間帯と場所を一般外来と分けなければなりません。待合室の奥に二つの診察室と処置室がある小さなクリニックです。ですから場所を分けるのは困難でした。そこでクリニックの道路の反対側にある当院の駐車場に、３台駐車できるので、車中待機し

てもらい発熱外来にしました。少し離れたところにも駐車場はありますが、目の前の小さな駐車場に急いで屋根をとりつけました。

アカシア会には、認知症と障害者のグループホーム３カ所を含めて13の事業所があり、発熱外来は無理をしても開設しないことには、患者さんはじめ利用者さんを守れません。苦渋の策でした。

車で来られる人は、そのまま駐車場内で車越しに検査をします。車で来られない人はクリニック所有の車内で待ってもらいました。

こんな状況でスタートし、施行錯誤を続けて乗り越えてきた発熱外来です。

患者さんの電話相談窓口（看護師が担当し、症状を聞いて診察医師へ伝え、また受診時間の調整をする）も混雑をきわめて電話が鳴りっぱなし。感染者はクリニック内に入ってもらえないので、車まで出向いての検査や会計・処方箋わたしは受付事務が感染防護をしながら対応するので負担がかかります。

特に２０２２年の第６波、第７波には、月に２００件以上のＰＣＲ検査（専用容器に唾液をとってもらう）をこなしたこともあります。猛暑日のマスク、フェイスシールド、防護服での移動は大変負担がかかり、熱中症になりかけた職員もいました。振り返ると本当に頑張って乗り切ってきたと思います。

２０２３年2月からは抗原検査キットが中心となり、自己検査することもできるようになり、外来での負担は若干軽減しました。

２０２３年5月から新型コロナ感染は5類移行となりましたが、発熱外来は継続しています。

以上クリニックの発熱外来を振り返ってまとめてみましたが、医療を受ける側からみて、今回のパンデミック下での受診はどうだったでしょうか?

５類移行以前は、コロナの診断をつけると、その方の情報をクリニックから保健所に連絡する仕組みとなっています。住所・連絡方法・コロナワクチンの接種回数・症状の重症度などです。ここから先の経過観察と入院を含む緊急受診の受け入れ先などは保健所業務になります。クリニックは診断し、薬を処方した後は、保健所に全面依頼ということになります。

保健所には電話相談対応・受診調整・入院宿泊施設の手配など、あらゆる業務が集中し、パンク状態になっていました。コロナと診断されて自宅療養となった方は、調子が悪くて保健所に電話してもなかなかつながらないなど、本当に不安だったと思います。

アカシア会では新型コロナウイルス感染対策担当者（保健師で元介護統括部長）が、予防対策マニュアルをつくり、早期発見、クラスターの予防と対応、療養者の健康観察と保健所との調整を担い、活躍してもらいました。この奮闘がなかったらアカシア会は混乱したと思います。

発熱外来の合間にワクチン接種外来にも取り組みましたが、コロナワクチンを接種された方のフォローは十分できていなかったことが気になります。

当初はワクチン集団接種会場でワクチンを受けた方も多くいて、接種後の体調の悪さをどこに相談していいのか、よくわからない状態だったと思います。

コロナワクチンを接種して５日目から発疹が出て皮膚科に通院。発疹は継続し、５カ月後に間質性肺炎と診断され入院加療、その後血液の悪性疾患となった方がいます。その方はその間、複数の医療機関にかかりましたが、ワクチンとの関係を医師に相談できず、思い悩んで市役所に電話相談したと話してくれました。市の方も、医療機関に相談するようにとのアドバイスだけだったとのことです。ワクチンは集団接種、本人が言い出さないかぎり、医師も原因不明の発疹と診断するだけです。ほかにもワクチン接種の１週間後から発疹と関節痛が続いた方もおられますから、発疹とワクチンとの関連は否定できません。

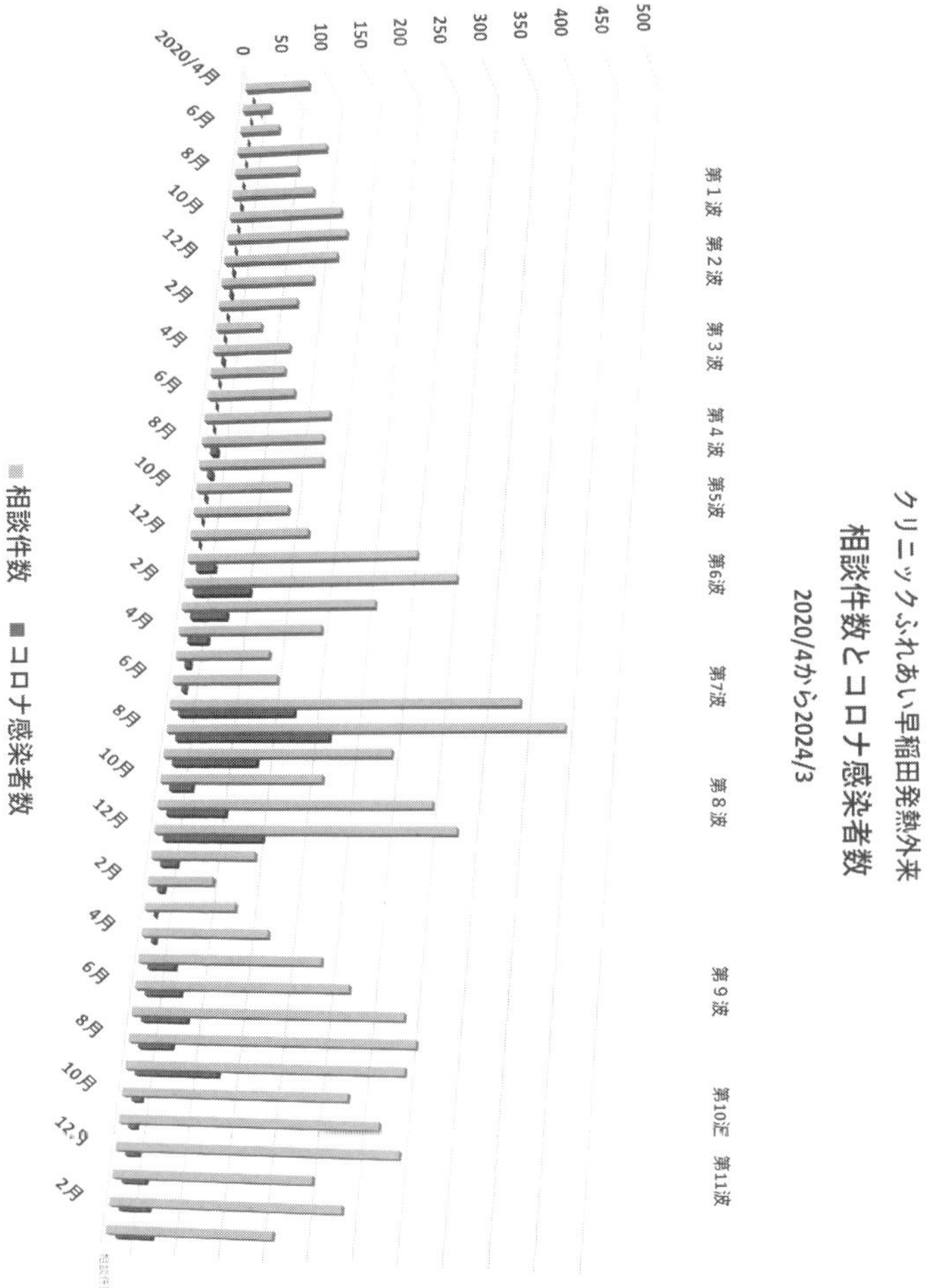
クリニックふれあい早稲田発熱外来
相談件数とコロナ感染者数
2020/4から2024/3
第１波
第２波
第３波
第４波
第5波
第6波
第7波
第８波
第９波
第10波
第11波
相談件数
コロナ感染者数

外来での情報から推測するに、ワクチンの副作用報告はハードルが高く、厚労省の副作用報告は過少評価になっていると思われてなりません。

最後に、コロナ感染後遺症の件ですが、十分把握されているのか疑問に思います。

この間、コロナ後遺症外来に３人ほど紹介しましたが、その方は完治したのでしょうか？気になっております。

私自身は２０２３年12月にコロナに罹患（4回はワクチン接種していたのですが）。保健所から毎日、発熱など病状のチェックがあって、７日目。「今日で解除ですから」と電話があったその日に両方の下腿に電気の走るようなしびれがきて、脱力して立てなくなりました。

それで　自分で手配して入院加療になりました。幸いそれ以上は進行せず、１カ月後には仕事に復帰しましたが、手先のしびれや指の動きの悪さ、歩行時のふらつきは長く続きました。

外来でお聞きすると、コロナ感染後に日常生活がおくれないほどの倦怠感が残った方が数人おられましたが、病院は受診されておりません。コロナ後遺症も過少評価されているのではと思われます。

ワクチンの副作用や効果、コロナ感染の全貌は、いちクリニックからの実態報告や感想のみでは到底とらえられません。ワクチンにどれくらいの効果があったのかなど、国としてしっかりデータをとって検証すべきことと思います。

Ⅱ　アカシア会の新型コロナウイルス感染予防対策（５類移行まで）

新型コロナウイルス感染対策担当　高杉春代（保健師）

新型コロナウイルス感染のクラスターを予防する取り組み
いつでも・どこでも・だれでも・感染する（２０２１～23年）

感染の拡大を防ぐためには早期に感染源を突き止め、感染の広がりを把握して段階的に対策をたてる必要があった。

第1段階・介護事業所で陽性者が発生した時

事業所内の感染拡大の可能性を考え、現場からの報告の当日に接触者等の状況を調査する。

①感染可能期間の感染者の予測
陽性者が有症状の場合、症状が出た2日前に遡り、接触者との接触状況を調査
陽性者が無症状の場合、検体採取日（検査日）の2日前に遡り接触状況を調査
②接触した者の洗い出しから特定したＰＣＲ検査の対象者へ
調査内容は接触時間、ケアの距離、マスクの着用（双方の）15分以上、1メートル以内、マスク×マスク、定時の換気、食事対応等
③職員と職員家族、利用者と利用者家族の健康調査（家族内感染も視野に対応）

第2段階・ＰＣＲ検査対象者への対応

①検査は検査者と特定した当日と翌日に即実施
②特定が困難な場合は利用者全員に検査を実施する（無症状者・軽症者の早期発見に繋がる）

③利用者の検体採取では、介護事業所の馴染みのある職員も同席協力した
④クリニックでは唾液採取方法であったが、この方法は認知症の重症者等では、採取困難なこともあり、咽頭拭い方法を採用している医療機関と連携して対応した

第3段階・陽性者と濃厚接種者の特定とその後の健康管理

①10日間の自宅療養期間を守る（後に7日間へ変更）
②6日以降も症状がある場合、抗原検査を実施し陰性確認をして職場復帰
③症状が出た場合、主治医へ連絡
④経過の健康観察（介護事業所の看護職が実施）
⑤家族内感染のリスクの理解と対応方法の助言（陽性者への指示は保健所からもこなくなっていた）、室内動線の分離、生活の分離、マスクの着用、消毒・換気、手洗い
⑥外出は避ける

第4段階・濃厚接触者への対応

①7日間の自宅待機（後に5日に変更。職員は4日で再検査）・職員の不足対応

②健康観察
③症状が出た場合は主治医へ連絡し診察を受ける
④他の人と接触を避ける、不要不急の外出を避ける

第５段階・陽性者発生後の介護事業所としての対応

＊陽性者発生の当日に実施すること

クリニックに連絡し、検査態勢の協議と受け入れ対応、認知症重症者対応の受け入れ医療機関と対応協議。
①事業所利用者とその家族へ陽性者発生とその対応状況を通知し、状況への理解・検査協力を求める
②接触者職員は全員ＰＣＲ検査を実施する

＊陽性者発生2日目に対応すること

①陽性者が特定したら、対応を含めて担当介護支援専門員に連絡

②7日間は利用者・職員全員を健康観察の対象として態勢を整え実施する（介護事業所看護職）

③複数人の対象者が同時に感染している場合、新型コロナウイルス感染対策チームで事業所の運営や休止について協議（全員の検査結果が出るまでの2日間休止・7日間の全面休止・自宅介護困難者の一部受け入れ等）し、実施する

④事業所の対応については家族に報告し、理解と協力を求める

⑤事業者内や関係部品の消毒清掃を行い、関係部品・消耗品を補充しておく

その他

事例検討　感染リスクを軽減させるためのケアの工夫

マスクを着けていられない、大声を出す、徘徊している、特に感情が不安定で常時声かけや近距離対応が必要なＢＰＳＤの利用者の場合、職員が濃厚接触者となることから感染

のリスクが高く、実際このようなケースに対応した職員の中から複数人の感染者が出ていた

生活用品の支援（家族内感染が多く食事をはじめとする生活用品の支援が必要）

介護用品支援（感染者家族が買い物できないことで支援が必要）

おわりに

現場ではマスクがない・防護具がない、店にも売っていない。感染の拡大はどこまで広がっているのか、検査が受けられないのでわからない。感染者がどこにいるのかわからない。ここまで広がり長期になるとは当初は予測できなかった。

感染予防対策の行政の最先端は保健所である。保健所は既に統廃合が進み、私たちの街の身近なところにはない。コロナ感染の対応については、保健所は最初から迷走しているように見えた。そしてその後には業務量が増え、多忙の極みとなり、対応できなくなり、最後には疲弊していたようにさえ見えた（一人ひとりは頑張っていた）。感染者・濃厚接触者への対応は、全員にできなくなっていった。

現場からすると、保健所の指導を受けられないことも多々あり、これは法人として独自

に対応態勢をつくり上げていかなければならないと思った。

クリニックふれあい早稲田が早い段階で感冒外来（発熱外来）を開設し、ＰＣＲ検査の態勢を整えたことで、その後の感染拡大の防止に取り組む基盤が整えられた。

感冒外来の柔軟な対応により、職種・事業所を超えて迅速に対応していくことができた。そして介護現場とは迅速な情報共有を行い、協力し合ったことで、新型コロナウイルス感染によって重症化し入院治療した者や死亡者も出さなかった。この３年間でクラスターと呼べる状態になったのは２件であった。

１件は、初期の認知症者の通うデイサービスだった。８人の通所定員でフロアも狭く、活動性の高い人たちである。第１感染者が出た時点で８人中４人。職員４人全員が感染していた。その内40％が無症状者であった。短期間事業所を休止して対応し収束した。

２件目は認知症のグループホームで、入居者の46％、職員の35％が感染した。認知症の入居者の中には、ゾーイング対応のできないことも多く、課題とすることは多い（感染者の中には徘徊している認知症の人もいた）。感染収束までに１階が３日間、２階は８日間を要した。

いつでも、どこでも、だれでもが感染し、生きることさえできなくなる新型コロナウイルス感染症とのたたかいは24時間1日たりとも休むことのできない日々であった。感染症とともに生きる人々にとっては一つひとつの生活に制限が課された期間でもあった。

　そんな中にあっても介護現場では、公園での運動で機能訓練したり創意工夫が生まれ、マスク着用でのコミュニケーションでも、笑顔が日常的に見られる現場でもあった。

「重症化させない！　拡大を防ぐ」介護事業所等の取り組みは、医療・介護・障がい・事務職等、現場スタッフの献身によるものでもあった。この間、誰からもどこからも拒否的な態度を見せられたことはなく、どんな役割も担って汗をかいてくれた。感謝である。

☆

　埼玉県内でもこの間、多くの介護施設がクラスターを発生させ、感染による死亡者も出しています。施設管理者の人たちは口を揃えて野戦病院のようだったと語っています。最後には働く人たちもいなくなり、感染していても働いていた人もおりました。

　こうした実態の調査・検証が必要ではないでしょうか。

新型コロナウイルス感染（疑い）者発生時のフローチャート

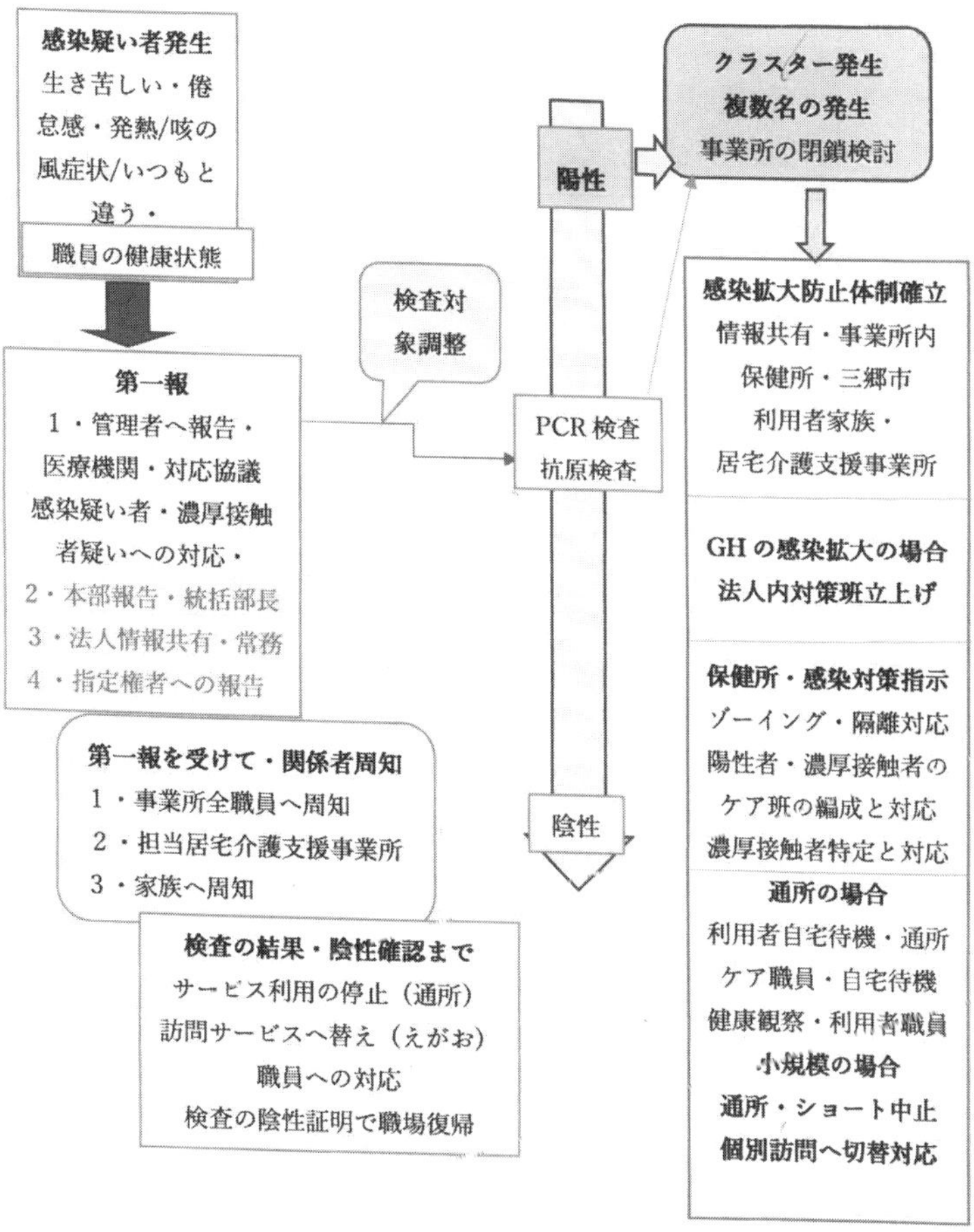

アカシア会の医療・介護システム

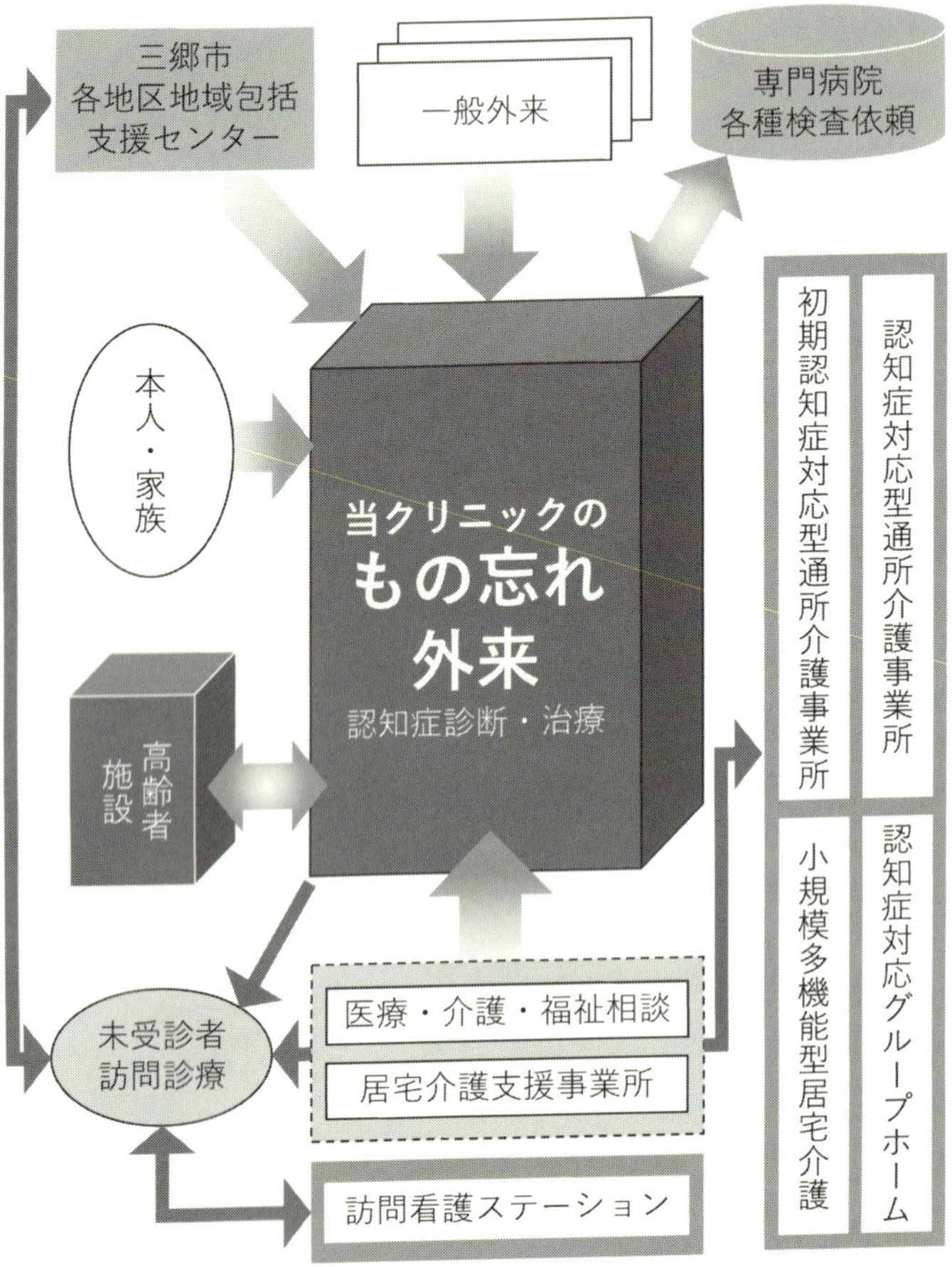

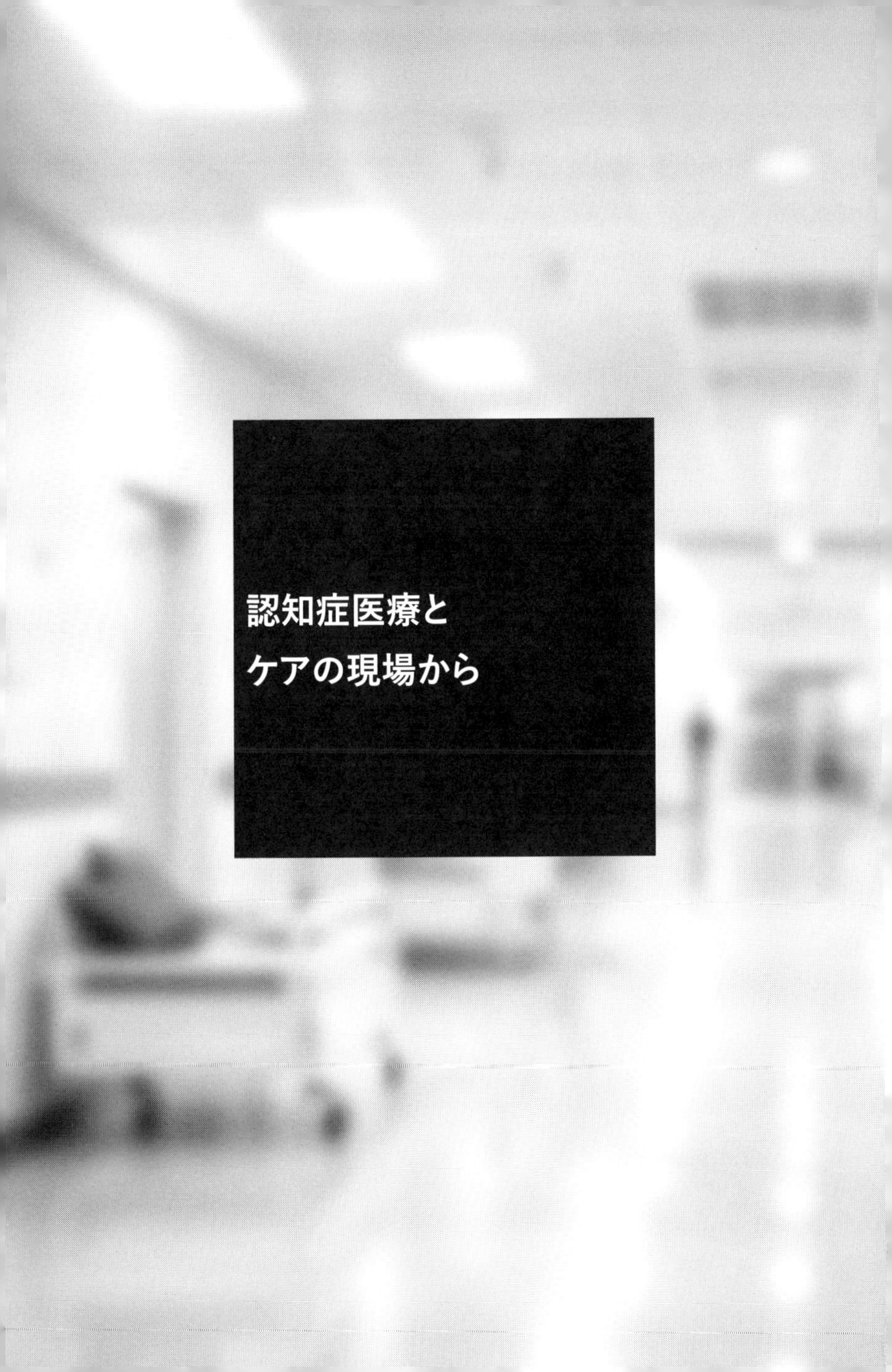

認知症医療とケアの現場から

コロナ禍の認知症医療とケア

第一線医療と介護の現場は、私の医師人生49年間でいまだかつて経験したことのない緊張状態にある。

コロナパンデミック2年半、感染の危険と隣り合わせの中、可能な限りの対策を図りながら、地域医療、認知症医療と介護、障がい者支援に取り組んできた。

■当法人アカシア会の活動

疾病や障がいがあってもその人らしい生活と人生を支える基本理念のもと、ともに歩む活動に取り組んでいる。医療・介護・福祉の3分野13事業所の現場は、3密（密閉・密集・密接）が避けにくい。特に認知症介護の自立生活支援ケアでは、密集・密接が不可避だ。感染対策を取りつつの認知症ケアだが、馴染みの知り合いが集うことで明るい笑顔が維持される。

外来・訪問診療に取り組むクリニックと訪問看護ステーションは、コロナ感染症の早期診断・早期対応の最前線で、ワクチン接種の中心も担う。当院は2年前から感冒外来（発熱外来）を立ち上げ、一般外来・もの忘れ外来と峻別し、また法人にコロナ感染対策委員会を置き、副院長を責任者に、前介護部長の保健師に事務局をお願いし、随時、機敏に対策を打ってきた。

感冒外来開始とともに、クリニックの診療体制も変更。昼前1時間を一般外来と完全分離し、電話予約で電話問診と車内診療とした。患者さんには車内待機（自家用車またはクリニック所有車）をお願いし、特設の屋根付きカーポート内駐車とし、そこで診察した。もの忘れ外来（3・5単位／週）は、全予約の午後診療とし、一般外来とは峻別。家族同伴が多い中、待合の混雑を極力予防しつつ、長谷川テスト（HDS）などの検査、そして笑いのある診療を引き続き追求している。感染対策の基本、マスク着用を家族の協力で継続し、生活相談員のアドバイスを適宜提供し、認知症ケアにつなげている。

　コロナ禍の認知症医療とケアの現場として、以下の3事例を紹介する。

■第4波（2021年春）、認知症グループホームで感染者の6割死亡

　重症化リスクが高いデルタ株流行下、往診している介護施設から驚きの連絡があった。前日スタッフが家族からコロナ感染し、本日入居者さんが発熱と。施設ではすぐに全員をPCR検査し陰性を確認したが、経過からコロナ感染疑い濃厚だ。病院に入院依頼、そして救急車要請もかけたが、入院先が見つからない。実に4時間後に、やっと隣県の総合病院入院となる。

　その後、同フロアの2人とスタッフが次々と発熱、コロナ集団発生だ。そして、接種予定のワクチンが延期に。また入院した3人のうち2人が帰らぬ人に。長く往診していた患者さんたちの逝去は実に悲しい。もしワクチン接種が早ければ、コロナ感染が予防できたのではないかと悔やまれた。

施設では、感染症専門看護師の指導で入居者の感染予防と早期対応、さらにグループホームでの認知症ケア維持に、なるべく一緒での食事やリハビリなども再開した。

■第6波（2022年春）、クラスターで9割が感染

オミクロン大流行で高齢者施設のクラスターが際立ち、高齢者死亡も急増、困難に陥っている介護現場が増えている。その困難が、うめき声のように聞こえてくる。

近隣の特別養護老人ホームで、入居者の9割、職員の5割がコロナ感染してしまった。これは築40数年の多床室（一部屋6～7人など）で、隔離などが難しいため起きた感染の大嵐だ。当然、通常業務維持は困難になり、臨時体制を組む。何と通常の半分のスタッフ（未感染者）で業務を回した。

感染予防優先とし、入浴支援停止など全ての業務を簡略化。現場を守ることに職員が団結して取り組み、犠牲者は最小限にとどめた。クラスターを克服し、認知症高齢者の生命と生活を守りきって、今は新特養ホームへの改築と拡大に取り組んでいる。

■第7波（2022年夏頃）、オミクロン株BA・5感染爆発

医療と介護・福祉の現場は今、まさに困難の渦中にある。いつ・どこで・誰が感染するか分からない中、感冒外来受診者が急増し、介護・福祉利用者の感染もいまだかってなく頻発し、すぐクラスター化に。利用者・職員の感染は、ほとんどが家族からの感染連鎖である。

クリニックの職員も、事務・看護と家族から感染しているが、休診に追い込まれかねない院内クラスターを警戒、予防している。綱渡りながらも、常勤2、非常勤4人の医師体制を維持してきている。私自身、2回濃厚接触となったが、素早い検査の繰り返しと規定通りの休みをとり、他の医師たちの協力も得る早期対応で、業務を維持している。

非常勤の医師は7割がコロナ感染したが、一斉発病は偶然に避けられ、交替で勤務態勢を組んできた。なんと言っても早期診断・早期対応でのクラスター予防が重要だ。

第7波の感染爆発の中、高齢者施設や病棟でクラスターが発生し、拠点病院の発熱外来もパンク状態。入院も極めて困難で、コロナ在宅患者さんが増え、在宅死が続発している。

ワクチン接種の推進、感染予防策の徹底、そして感染疑いがあれば、少しでも早いＰＣ

R検査にて早期診断・早期対応・隔離でクラスターを予防して、認知症医療と介護の現場を守ることが重要である。

（「都政新報」連載①　2022年9月16日号）

190床の特養で起きた3回の新型コロナ施設内流行について

社会福祉法人双葉会・双葉会診療所院長
片倉和彦

『処暑特養　感染じわり　野火のよう』（片倉和彦）

子ども時代を過ごした北海道の東室蘭地区は、もともとが「やち」と呼ばれた泥炭地であった。泥炭地で火事が起きると、火は土中に潜み、しばらくしてからまた地上に火が出てくる。

特別養護老人ホームでのコロナ感染もすぐには広がらず、たとえば日ごとの感染判明者数が１-０-０-１-０-２-２-７-１-２-０-１-１-１-２-０-１-４-０-０-２-４-０-０-１-１-１とじわじわと広がる。

そのため、職員は長い期間の感染対策が必要となる。感染していない利用者も今までのようにデイルームで過ごすのではなく、自室ベッド周りで過ごすことになる。廃用症候群により足腰が弱ってくる。

■診療所の取り組み

『にんげんを　鼻とおもいてつぎつぎに　疫の検査の綿棒挿せり』（池田和彦）

当所は在宅支援有床診療所として10床の入院設備があり、当法人運営の１９０床の特養が隣接している。発熱外来では、外の駐車場での抗原検査、スマートジーンおよび外注のPCR検査、ラゲブリオなどの処方、各種届け出、２０２３年までの陽性者経過観察を行ってきた。特養利用者への往診検査、処方もずっと続けている。コロナ入院受け入れはなかったが入院患者のコロナ発症はあり、ゾーン設定、ステロイド（治療薬）、ベクルリー（治療点滴）、酸素吸入などを施行した。

特養の平均介護度は3・9で、多床室が多い。コロナ予防・蔓延防止体制として、全職員の週に一度のPCR検査を2024年3月11日まで行うことができた。防護グッズ準備、着脱訓練、陰圧室、ゾーン設定などを打ち合わせ、職員および利用者のワクチン接種も続けていた。準備はいろいろしていたのだが……。

それでもクラスターは発生した。

『絶体絶命の　介護の日日へこの疫は　狙いさだめておるごときかも』（池田和彦）

診療所での抗原検査、自院PCR（スマートジーン）と業者提出PCR、および特養での職員の事前学習、着脱訓練、ゾーン分け、陰圧部屋の設置、そして診療所・特養の職員の毎週のPCR検査、利用者職員のコロナワクチン接種などを行っていたにもかかわらず、2022年4月、23年11月、24年3月と3度の特養内新型コロナクラスターが起きてしまった。その状況を報告するとともに、それぞれのクラスターの時に起きたことの違いを述べる。

新型コロナ感染症は直近の24年3月18日からのクラスターでも軽症化はしておらず、直接死亡例、２週以降死亡例が出ている。これには24年3月以降、施設コロナ蔓延防止援助体制が薄くなっている５類化後の悪影響もある。

クラスター①（第6波）

『大丈夫！かんらと笑う曹操に　趙雲子龍目前現る』（片倉）

２０２２年4月25日からの42日間で利用者33名、職員10名感染。すでにクラスターが始まっていた（ことを後から知らされた）。老人病院からの入所者がきっかけだった。入所夫婦の陽性が判明し、すぐに保健所と相談して入院となったが、その３日後からじわっと利用者感染が出てきた。その区域の全利用者にＰＣＲを行い陰性でホッとしていると、その３日後に陽性が判明する、というような状況だった。その時は重症化が心配な利用者７名を市中病院に、認知症で動いてしまう方８名を東京都臨時医療施設に入院させてもらうことができた。

クラスター①のコロナ感染で永眠されたのは2名。

94歳男性：アルツハイマー型老年認知症・廃用症候群があり、5月4日にコロナ陽性判明後、ラゲブリオ等処方。酸素飽和度の低下がみられ、翌5日に入院。酸素吸入を最大10L／分に増量したが、残念ながら5月10日永眠された。

97歳女性：5月6日に陽性判明、ラゲブリオなど処方。特養内で療養。食欲が8日から低下する。9日午後より呼吸状態が急激に悪化。特養で永眠される。

コロナに罹患し、症状はおさまったものの食欲低下が3週間続き、永眠された方1名。

コロナにより、居室配膳、デイルームの使用なし、リハビリなしの状況で、廃用症候群が悪化している人が複数あり。

なお、この時のクラスターでは、残飯などの感染性廃棄物を全て業者に依頼したので処理費が250万円にのぼった。クラスター②、クラスター③では、いったん特養内に感染性廃棄物を置いて、1週間待って可燃ごみとしたので、費用はさほどかからなかった。

クラスター②（第９波）

『逃げ切れた！かんらと笑う曹操に　伏兵張飛さらにはだかる』（片倉）

２０２３年11月末に利用者の感染判明。特養利用者が34名感染し、収束は年明けまでかかった。最初の感染の経路は不明。動きまわる認知症の方だったので、感染判明までにもけっこう動かれていた。その方を東京都臨時医療施設入院としたが、３日後からその区域のコロナの発生が続き、12月の土曜日には１日７名感染判明ということもあった。呼吸困難で救急病院に入院させていただいた方が１名、認知症合併治療のため東京都臨時医療施設に入院させていただいた方が３名。あとは特養の中で、ラゲブリオ、カロナール、麻黄附子細辛湯などでの治療をしていった。救急病院からはエクモまで希望する人のみ入院可能と言われた。

死亡診断書にコロナと書いた死亡例は５名。

○感染４日後の呼吸困難悪化で救急病院に入院した80代後半の方が死亡、

○感染５日目から呼吸困難が出現したが、医療機関治療の希望はなく、特養内で５L／

分の酸素吸入とステロイド＋抗生剤の点滴をしていた80代前半の方が感染14日目に死亡。
○もともと衰弱していてそれでも感染直後は何とか食事をされていた99歳の方は感染13日目で眠るように死亡。
○大きな胸部大動脈瘤が指摘されていた入所者がコロナ感染4日目に大量の血をはいて永眠（状況から胸部動脈瘤破裂を考えた）。
○そのほかに、感染後発熱は一日でおわり、その後はまあ普通だった80代の方が感染4週目に急変、トロップT（心筋障害を調べる簡易検査）陽性だったため心臓死と考えた。しかし、コロナ後遺症も否定できない。

クラスター③（第11波）

『もういいか！かんらと笑った曹操が　出現関羽に許しを乞いて』（片倉）

２０２４年３月18日17時に特養利用者のコロナ陽性が判明。世の中は、もうコロナなどないかのような雰囲気だったが、職員や職員家族にはコロナ患者がすでに生じていた。３月11日に東京都の職員ＰＣＲが打ち切りとなる。18日正午には東京都臨時医療施設の受け入れが中止となっていた。一斉ＰＣＲなどはやらずに、症状のある利用者に抗原検査を施行するという方法とした。診療報酬上はコロナ検査は２度までだが、必要に応じて持ち出しで検査をした。３月18日から４月３日までの利用者陽性判明を日を追って記すと以下のようになる。

１‐０‐０‐０‐１‐０‐２‐２‐７‐１‐２‐０‐１‐１‐１‐２‐０‐１‐４‐０‐０‐１‐１‐１

このじわじわと増える感染状況の中で、もともと生命のバランスを崩していた方々の重症化が目立った。この頃には、特養のコロナ患者を受け入れる体制をとっている市中病院はなく、処方、酸素吸入、点滴などすべてを特養の中でやらざるを得なかった。ラゲブリオの自己負担が発生していたため、これらの薬が必要と思われる際には、家族からの承諾をいただいた。

感染期間中の永眠は３名、感染後約１カ月後に永眠は２名。

○90代、もともと慢性心不全あり。午前４時発熱で判明、９時点滴開始、10時過ぎ急変……心筋梗塞と判断した。

○もともとの障害があり衰弱が目立っていた70代の方で呼吸不全が悪化。７日後死去（酸

素、ラゲブリオ、ベクルリー使用）
○90代、もともと慢性閉塞性肺疾患あり、呼吸不全が悪化。6日後死去（酸素、ラゲブリオ、ベクルリー使用）
○感染後約1カ月で永眠2名（衰弱）

特養での感染防止マニュアル活動

『はろばろと　アジアの乙女ら奥多摩の　老人ホームに笑みはたらくや』（池田和彦）

特養の感染症対策委員会では、ゾーン設定やものの配置、人の動きをいろいろと考えてマニュアルを作り、改訂してきた。最近のマニュアルではたとえば手袋を二重につけることはやめて一重にすること、また、感染した利用者への接し方の違いにより、介護者の防護衣のつけ方や脱ぎ方を変えることとなっている。コロナ対策については、インドネシア語自動翻訳を使ってインドネシア職員とも情報を共有している。

以下にマニュアルの一部を紹介する。

新型コロナウイルス発生時の対応

○陽性者と同室だった利用者に関しては、基本は動かさずに、使用していた居室を継続使用。以降は同室歴者（旧濃厚接触者）と称する。※陽性者が複数いる場合は、陽性者が使用していた居室を使用し、同室歴を移動する場合もある。ただし、同室歴者に関しては、Aさんの同室歴者Bさん、Cさん。Dさんの同室歴者のEさんがいる場合は、Bさん・Cさん・Eさんの３名を同室にすることはできない（同室歴者同士を同室にした場合、感染源が分からなくなるため）。

○館内のゾーニングを図る（清潔区域と非清潔区域を分ける作業）。※PPE脱衣後のルートも決めておく必要あり。入室禁止用紙や養生テープ等でレッドゾーンであることを周知する。職員の休息も重要であるので、職員室付近は清潔ゾーン（グリーンゾーン）にする。※職員室内は消毒作業が行いやすいように日頃から整理整頓する（特に共有のデスク・PC周辺）。

○陽性者に関しては個室対応が基本ではあるが、陽性者が複数出た場合はコホーティング（陽性者同士を一区画にする）。コホート隔離した場合は、同室歴者も含めた訪室順を居室表を用いて周知する。またベランダを通して出入りする場合は、窓にも順番を書いた用紙を用意するとよい。

○各部署へ新型コロナウイルス罹患の情報共有を図る（委託業者へも連絡必須）。

○入浴は中止し、清拭対応（清拭は、使い捨ての清拭布を使用する）※他フロアにおいて、感染リスクがない場合は総合的な判断として入浴を実施する。食事やリハビリ活動も同様。廃用症候群やフレイル予防も重要である。

○感染対策部屋には主に、オムツ・体温計・パルスオキシメーター・排泄布・口拭き布・メモ・ペン（マジック含む）・オブツポイポイ・手袋（各サイズ）・姿見鏡・結束バンド・足踏み式アルコールスタンド・足踏み式ゴミ箱（45リットル）・45リットルゴミ袋・規格⑮袋ラック（棚）を用意する。必要時、医務の医療廃棄用の白ペール・感染用ディスポ吸引器も設置。

※場所によってはＰＰＥ（個人防護具）脱衣時の視界確保のためセンサーライトを設置する。ＰＰＥに関しては状況に応じて選択する。

○手袋について、今までは手袋を2重としていたが、手袋の上からの手指消毒を行っても手袋に付着した微生物は十分に除去できないため、2重手袋→1枚ばき（1重）に変更。

汚染時・1ケアごとの交換が基本。手指消毒は依然重要であることから、手袋を外したあとは必ず実施！

外の世界とのギャップについて

『泥炭地　地球岬と違う揺れ』（片倉）

室蘭の測候所は地球岬灯台のある硬い岩盤の上にあってあまり揺れなかった。でも東室蘭は泥炭地。僕らの小学校の校庭に地割れが走り、家の壁が壊れて金魚水槽が割れていた。十勝沖地震でも、室蘭気象台の発表は震度3。立っている場所で認識は違う。

コロナ感染はもう怖くない、という話が聞かれる現在。でも発熱外来ではぽつぽつと陽性判明者が出ている。特養の中に感染が入ると生活がガラっと変わる。それは、新型コロナウイルスが「生命のバランスを崩している人」に強い影響を与えるからである。

症状が出てから感染が始まるインフルエンザとは異なり、症状発現前から感染がおこるCOVIDｰ19は蔓延予防が難しい。特に特養の利用者のように、基礎疾患があり、マスクもつけられず、感染していても動きまわってしまう認知症の方もいて、かつ密になりやすいところでは、クラスターが起きやすい。特養利用者のコロナ死亡者は以前より減っているわけではない。むしろ、コロナを気にしない世界とのギャップが広がっている。

それゆえ、せめて老人施設のクラスター対策に、今まで効果のあった施設職員ＰＣＲ制度や、認知症コロナ患者を専門的に見ていただける東京都臨時医療施設が、復活することを願っている。

（コロナ禍にもかかわらず、この特養に非常勤で来ていただいていた故池田和彦先生の歌を第二歌集『疫の時代に』より引用させていただいた。自句も引用）

片倉和彦（かたくら・かずひこ）＝浪人中に『いま、できること』という映画をみて、そこに描かれている知的障害者の姿に衝撃を受ける。信州大学医学部に１９８０年入学。知的障害児施設での散歩、自閉症療育キャンプ、筋ジストロフィーキャンプなどを手伝う。聴覚障害者の先輩に誘われて松本手話サークルに通う。京都のろう重複者施設での体験がきっかけとなり精神科に進み、聴覚障害者の診療・精神保健に取り組む。ろう＋知的障害の障害を持つ人たちの居場所作りを手伝って東京都奥多摩町に移り、現在、特別養護老人ホームに隣接する双葉会診療所に勤務。知的障害者施設の配置医師を兼任。

第9波以降のコロナ感染ともの忘れ外来

感染症に特化した病院を行政の責任で

２０２０年からの新型コロナ・パンデミックは流行と鎮静を繰り返し（1波〜8波）、23年5月に5類化された。そして、同7月からの第9波（9月まで）、さらに12月ごろよりの第10波と思われる流行の波を経て現在に至っている。少しずつ以前の日常を取り戻す流れになってきているが、医療と介護現場の奮闘は続いている。第9波以降のコロナ感染状況と、もの忘れ外来の様子を報告したい。

■家庭内感染でコロナ罹患・認知症悪化

70代半ばのKさんは5年前よりもの忘れ外来に通院。初診時の主訴は、健忘症が出てきて通帳・保険証等の置き忘れなどでの混乱である。長谷川テスト（以下HDS）が24点（境界）、MRI検査で海馬領域の萎縮が中等度あり、アルツハイマー型認知症と診断し、治療開始となる。

コロナに感染したのは昨年8月。大学生のお孫さんが感染し、母親（Kさんのお嫁さん）、そして祖母のKさんに広がって、いきなり39度で発症。3日間38・5度などと続き、酸素濃度も一時的には60くらいと超重症レベルに下がった。しかし、ケアに精通したお嫁さんが冷静に判断し、深呼吸させたら95くらいになり、救急車騒ぎにはならなかった。手持ちの解熱剤で対応し、重症化せずに収まったが、後遺症が残ってしまった。イライラしやすくなり、認知力も低下してHDSは7～9点と初診時の3分の1になった。

ご家族は「ワクチンをして3週間後だった（効果なかったのか）。一時、酸素の数値が60台に低下したことがあったが、元気そうで食欲もあり、歩行も問題なかった。深呼吸を勧めようとしたが、ゆっくり深く呼吸してと言ってもなかなか伝わらなかった。デイサービスの職員さんに普段やっている体操を聞き、一緒に体操しながら深呼吸をしてもらった。数分で酸素の数値が向上した。39度の高熱だった1日目は寝ていたが、2日目からは38度台に下がって室内を歩きまわった。そして転倒もあり、擦り傷を作ってしまった。鼻水の症状があり、鼻を触った手で擦り傷もさわってしまうのでトビヒができてしまい、完治まで1カ月程度かかった。様々に不快だったようで不機嫌な状態が続いた。デイを2週間程度休むことになってしまったため生活リズムが変わり、一人で過ごす時間が増え、昼夜逆転になる日もあった。その後怒りっぽくなった」などと回想する。

■急性期病院内クラスターでコロナ感染

Hさんは80代前半。高血圧、脳出血、心臓病などで２０２１年3月から当院に通院しているが、22年夏から健忘症が目立ってきたので、もの忘れ外来初診となった。ＨＤＳは27／30だが、ＭＲＩ検査でアルツハイマー型認知症と診断して治療開始となる。

昨年8月に発疹と発熱が出てきて皮膚科受診、コロナ検査は陰性で帯状疱疹かと疑われた。解熱剤を内服したが38・2度にも上がり、翌日には全身痛が強く、急性期病院に入院となった。そして皮膚疾患は徐々に改善してきていたが、病棟でクラスターが発生し、コロナ陽性となったのが入院3週後だった。治療を受けて発熱など諸症状は緩和したが、入院は40日間となった。その結果、認知力は低下し、退院後の検査でＨＤＳは20点と7点の減点となってしまった。

奥さまは「主人は原因不明の熱と痛みで入院し、その中でコロナに感染し、10日間隔離されました。どんな様子だったのか全くわからないまま退院してきました。体力も頭の働きも入院前とは全く違っていました。特に記憶障害がひどく、5、6分前のことも覚えていません。また、少しのことで興奮し、怒り出します。今までなかったことです。入浴の手順や石けん・シャンプーもわからなくなり、ケアがとても大変になりました。主治医のお話だとコロナの後遺症が大きいとのこと、すごく残念で悔しいです」と回想された。

Hさんが入院した病院の院長に、5類移行後の影響なども含めて問い合わせたところ、以下の返事をいただいた。「コロナ病棟が廃止され、病棟ごとにコロナ病室を用意して管理することになったが、その変化が現場に大きな負担である」。また、「経済優先の政策の中、感染しても自己責任とされ、コロナの届け出も不要と検査の位置づけが後退、感染源が特定不能で予防困難。5類化以前は皆が感染予防を意識していた。コロナ病棟が存続していたら、院内クラスターが発生した際にもう少し早く収束できた可能性はある」。

今後の提言としては、「特定の感染症を他の疾病と分離して診療するとすれば、それなりの設備とマンパワーが必要で、一般民間病院が担うのは困難。『補助金を出すからやってください』は見当違い。今後の新興感染症に同様の政策をとるのであれば『感染症に特化した病院が必要』で、それは行政の責任で公的病院が担うべき。『コロナ感染者誘導の指揮系統』を保健所の増設を含めて再考する必要があり、これも行政の責任ですべきです」。

■認知症ＧＨでクラスター、寝たきりに

２０２３年12月から感染拡大の大波（第10波）が来て、認知症専門グループホーム（ＧＨ）が２回目のクラスターに襲われ、当院に通院しているＲさんも再感染した。

70代半ばのＲさん、64歳の時に若年性認知症を発症した方である。アリセプト治療を開始するも進行してきたので増量。その後から言語が粗くなり、家族への攻撃性が高まり被害妄想も出てきたので、別の抗認知症薬へ変更し漢方も併用。しかし妄想・攻撃性は続き、向精神薬も開始、薬の副作用とも考えられる激越症状も出て混乱。認知症の進行が止めきれずに19点だったＨＤＳが15↓11↓７点と悪化し、抗認知症パッチも併用したが効なく、さらに５点、３点と低下していった。一方、妄想・攻撃性は緩和し、ご主人の努力で在宅生活は続けられていた。そしてアカシア会２番目のＧＨが新規オープン、22年に入居となった。

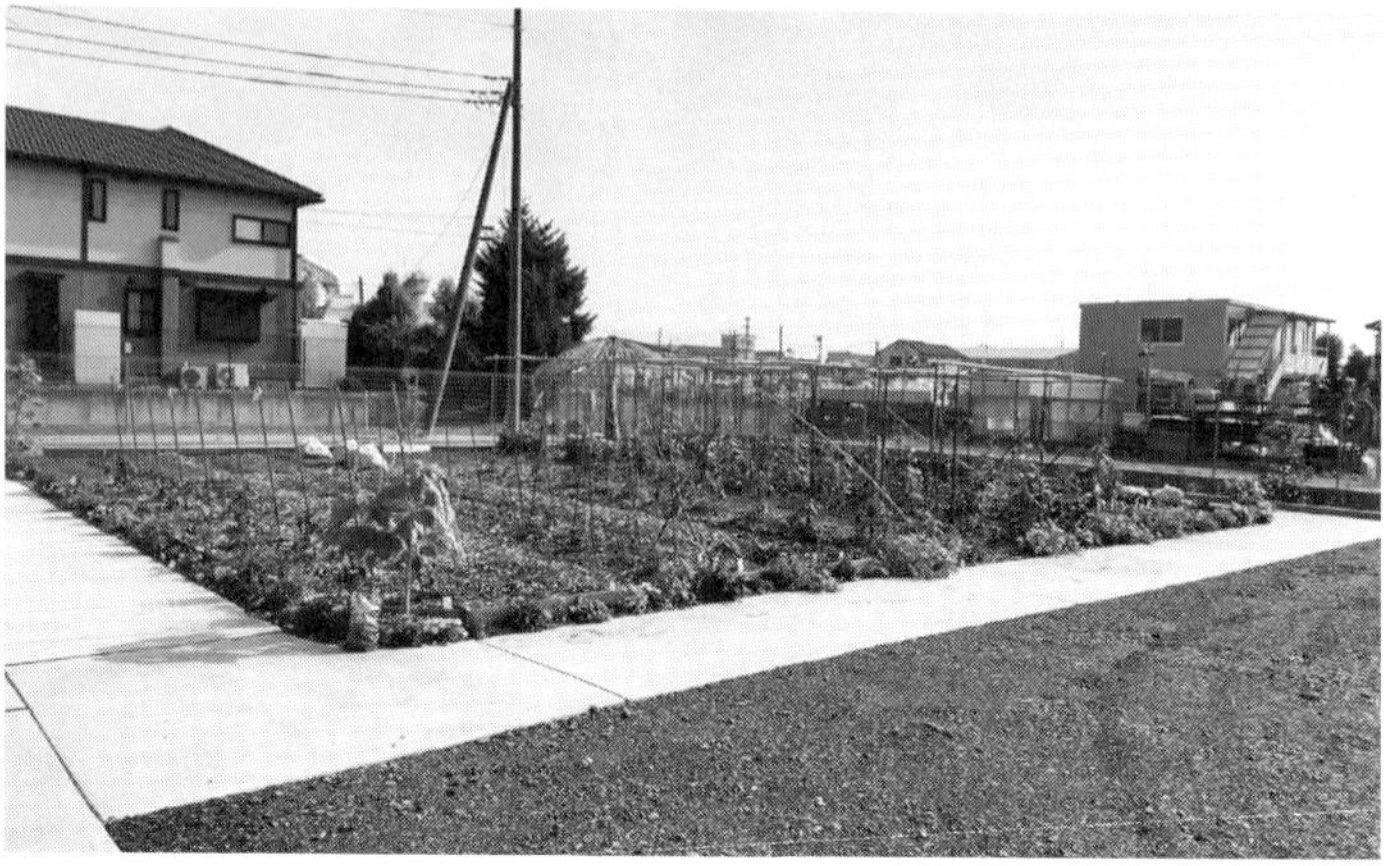

利用者も作業する畑が広がるグループホーム

GHがクラスターに襲われたのは23年の新年早々で5類化以前（第8波）だった。入居者の4割が感染。Rさんも感染し、1週間ほどで症状は改善したが、外出は困難で散歩しなくなった。そして、感染10日後くらいからけいれん発作が出現するようになり、コロナ感染の関連が疑われた。その後も発作が出るので高齢者てんかんを疑い、専門病院へ紹介。てんかんと診断され、抗けいれん薬の使用を開始。その効果もあって秋ごろには落ち着いてきた。

ところが今年1月（第10波）、またクラスターに襲われてしまった。今回は同フロアの入居者全員が感染する最悪の事態となり、感染スピードもすさまじく毎日のように広がった。5類化で市内の専門病棟は閉鎖されており、初期の2

人を入院させるのが精いっぱいで他の重症者は入院させられなかった。２回目も感染したRさんは重症ではなかったが隔離・安静を余儀なくされ、廃用症候群で寝たきり状態となってしまった。

ＧＨ施設長のメッセージである。「Rさんは1回目の感染後からてんかん発作が起きるようになり、２回目の感染後は安静を保たざるを得ない時期が非常に長引いてしまった。脚力やバランス能力の低下を招き、寝たきりになってしまった。５類化後、感染者の入院は非常に困難で、最高齢者と重症者が入院できただけだった。入院が必要な感染者が同じフロアで過ごすので、出来る限りの隔離をしたところで広がりは止められない。スタッフには本当に大きな影響があった。主任などは冬休みも取れなかった」

◇

コロナ感染症対応で必要なのは、①予防ワクチン（有効で副作用が少ない）②早期発見・早期対応③感染拡大・クラスター予防、隔離——だが、隔離が必要な人も５類化により入院が厳しくなり、医療・介護現場に大変な困難が押しつけられ続けている。

急性期病院の院長が提言した「感染症に特化した病院が必要、行政の責任で公的病院が担うべき、患者誘導の指揮系統を保健所の増設を含めて再考する必要があり、これも行政の責任ですべき」が胸に響く。

（「都政新報」連載⑪　２０２４年６月21日付号）

コロナ感染症　病院の立場から

みさと健和病院院長　岡村　博

1　パンデミックとの闘い

２０１９年末に中国・武漢で報告された新たなウイルス感染症が、これほどまでに我々医療人を巻き込むとは想像できませんでした。過去にも新型インフルエンザ感染症やＳＡＲＳなど新たな感染症が警告を発しましたが、一部の感染で収束したこともあり、今回のことは経験則に乗らないイベントであって、どう対処したらいいかわからないままじわじわ感染拡大に飲み込まれていった感があります。

２０２０年3月にＷＨＯがパンデミック宣言を、4月に日本政府が緊急事態宣言を発出し、日本中がパニックになって感染者を排除しようという空気感の中で、多くの発熱患者さんたちが医療難民となっていきました。私たちの地域でも同様の事態に陥り、医療崩壊状態であるという認識の中、院内で十分な検討の上、当院では4月からＣＯＶＩＤ－19の患者の入院を受けいれることとし、5月から感染病棟を再編・開設しました。

倫理的、人道的に当然の結論ではありましたが、当時は大きな決断であって、ご家族の反対で仕事を続けられなくなった職員がいたり、職員の中には子どもを保育園に預けられなくなったことも聞き及んでいます。また経営的には国から何の支援策もないままでしたので、数カ月で経営破綻するかもしれないという危惧の中での病棟開設でした。

病院でその正体がほぼ解明されていない感染症患者を受け入れるということは、物理的にも精神的にも大きな負荷がかかります。抵抗力の弱った一般の患者さんにうつらないよう、そして自分たちが罹患しても感染が一気に拡大するため細心の注意を払いながら対応すること、何度も何度も着替え、手洗いすることが必要でした。病室も患者さんの病状によっては陰圧換気が必要であったり、病床は密な配置ができなかったりで、非効率です。

それでも、この期間休止することなく感染症治療を継続できたのは、職員の情熱と協力・団結の力、そして行政からの経済的支え（補助金）があったためと考えています。

約3年間のCOVID-19患者の入院はおよそ1200人ですが、その一人ひとりに物語があります。記憶に残っている例をひとつ。80歳代の女性が入院されてきました。当初は軽症と診断されましたが、経過で増悪し、重症化していったため、最悪のシナリオを回避するべく高次医療機関への転送依頼を保健所に相談したところ、「この患者さんは、今回の聞き取りで延命治療を希望されていませんよね（そういう患者さんの転送は無理です）」との回答。延命と救命は違う、集中治療すれば救えるかもしれないでしょう、と交渉しましたが受け入れられず、自院で診ることになりました。この患者さんは奇跡的に助かりましたが、命の選別が行われている現実を実感したエピソードでした。

客観的には受け入れる病院も選別する保健所の余裕もなかったのだろうとは思いますが、現場感覚としてはやるせない思いです。そして最終的にCOVID-19の病名で死亡診断書が書かれたのは、この3年間で30人の患者さんでした。原則面会禁止なので、お亡くなりになる患者さんのご家族はその終末期につらい思いをされるのですが、コロナの場合は特にそうでした。体に触れることが禁止されているため、そのまま納体袋に納められ、家に帰ることもかなわず葬儀社から火葬場へということもあります。実は、私の母もCOVID‐19で逝去しました。そして残念なことに、拾骨もかないませんでした。

2　5類移行からの現状

2023年5月8日に、COVID‐19は2類相当の感染症分類から5類に移行されました。これは感染症法上の変更であり、ウイルスの生物学的特性が変化したり、新たな発見があったためではないことは周知のとおりです。インフルエンザと同じ5類に分類されたことで、罹患したことでの法制上の入院勧告や就労制限、外出制限はなくなり、個人の判断に委ねられることとなりました。検査料は全額公費負担の枠組みがはずされて、一部自己負担が発生することになりました。医療機関側にも、コロナ診療の特例加算や空床確保料等の補助金制度が徐々に外されてしまいました。5月8日以降は「普通の病気」として特別扱いしないということです。

患者さん側は検査をすればお金がかかる、薬をもらってもお金がかかる。COVID‐19と診断されても入院する必要はなく、就労制限もない。当時のオミクロン株が重症化しにくかったこともあり、ちょっとした「風邪気味」は医療機関にかからないで、OTC（売薬）で済ませてしまう人たちも一定数いたでしょう。毎週発出される自治体からの定点報告も、正確性に欠けていったと考えられます。

医療機関側はというと大変厳しい状況でした。まず入院医療は、前述のようにＣＯＶＩＤ－19の患者さんを受け入れて治療するには物理的、肉体的、精神的負荷がかかります。空床を保証してもらう制度がない以上、患者を選定して、入院でなければ病状が危険な患者限定となります。どういうことかと言いますと、５類になったとはいえ、インフルエンザのようにカーテン隔離だけでよいわけではなく、２類相当の時と同様に部屋ごとに隔離しなくてはなりません。これは最新の「診療の手引き」にも記載されています。ですからその対応として、ＣＯＶＩＤ－19の患者さんは数少ない個室での管理に限定となってしまいます。

結果、今までのような他の医療機関から、あるいは療養施設から、在宅からの受け入れは大きく後退しました。そして院内感染の観点からもストレスは大きいままです。インフルエンザと違って、このウイルスは発症前から感染力を持つため、なにも症状がない患者さんからあっという間に同室の患者さんへ伝播します。つまり、５類になっても以前と同じ労力を使って感染を制御しなくてはならないのです。例えば新たに入院してくる患者さんに対しては、たとえ症状がなくても全例COVID－19の検査をしてきましたが、これは院内感染予防という病院都合なので、検査料は患者さんには請求できず、病院負担になります。そのような努力には何の保証も加算もないということです。

また、外来医療については大きく変わりました。2類相当の時は、発熱外来と称して、感染症が疑わしい患者さんを院内の別の場所で診療してきました。当院では3年間でおよそ2万人を検査し、約8千人が陽性でしたので、陽性率にすると約40％です。たくさんの波がありましたが、ならすと5人に2人が陽性だったことになります。発熱外来を隔離して行うことは感染拡大防止、診療、検査の効率化という点では患者さん側には優れた方法ではありますが、外来を二つに分離するわけですから2倍のマンパワーと導線の拡大に伴う職員側の非効率が最大のデメリットでした。

しかしながら2類相当であるという特殊性が、空間的隔離、時間的隔離を求められていたことと相まって、医療者側も受け入れざるを得なかったということです。そして突然の5類移行に伴って「普通の病気」になったため、特例加算も外れ、一般外来と同じ空間での診療に変更せざるを得ない状況になりました。それに対応するため、空気清浄器の設置や陽性患者さんの待機場所誘導などできる範囲の対策は講じてきましたが、100％の感染対策は困難です。

一方で、医療機関には応召義務があるため、発熱患者さんの受診希望を断るわけにはいきません。今回のＣＯＶＩＤ－19の以前にもインフルエンザの流行時に多くの患者さんが待合に「溢れる」こともありましたが、ＣＯＶＩＤ－19のほうが明らかに致死率は高いわけなので緊張の度合いが違います。今のところ、重症化する確率がそれほど高くない株であることと、体調が悪そうな患者さんをトリアージして早期に対応することで大きな問題にはなっていませんが、今後の状況次第では、また外来のレイアウトを変更しなくてはならなくなる事態も考えられます。

3　将来の新興感染症への対応

今回のＣＯＶＩＤ－19は、まだ撲滅されたわけではありません。ウイルスは形を変え絶えず忍び寄っています。今後さらに強い感染力をもった、さらに重症化しやすい株が登場するかもしれません。私たちにはその対応も迫られていきます。

先に、３年間で１２００人の患者さんを入院で治療しましたと記述しましたが、私たち地域病院に求められているものは感染症治療だけではありません。感染症も一つの疾患であり、治療すべき病態ではありますが、それ以外にもたくさんの疾病があることは自明の理です。そして先の3年間でおよそ1万5千人の患者さんが当院へ入院しています。私たちには地域の方々が体に不具合が生じたとき、適切な診療によってその命と健康を守る使命があります。しかしながら地域の民間病院には限界があります。今回、COVID－19の診療を続けてきて思うのは、圧倒的にマンパワーが足りていないということです。医師、看護師に限らず、あらゆる場面、あらゆる状況で、多くの職種に人手がないことで目的を遂行できなかったことが多々あったように思います。

COVID－19が変異して狂暴になるにしろ、新たな新興感染症が登場するにしろ、中小の民間病院が片手間に対応できるものではありません。医療介護の分野はこれからどの職種も人材確保が困難になっていきます。ある程度のスクリーニングはできるにしても、重症化する脅威の中での入院治療を、多くの人材をつぎ込んで行うほどの体力は残っていないと推測します。パンデミックは国難であり、当然指針作りは行政の仕事です。今回も政府から緊急事態宣言やまん延防止措置が発出されたり、診療の手引きが何度も改定されたりしました。しかし、その先は補助金と引き換えに民間レベルの医療機関に委託されたため、責任の所在が不透明になったように思います。そして、今後の診療政策がこの延長でのデザインになると、私たちにはおそらく限界です。

今後は現場レベルでの診療を行政の仕事として請け負ってもらいたいと考えます。地域の中で抽出された状態が悪い患者さん、入院が必要な患者さんを、行政の責任で的確な医療機関に誘導すること、さらに重症化した患者さんを高度医療機関に転送すること。そしてその医療機関は公的病院が担うべきで、そうでなければ民間医療機関は地域の医療を守れないでしょう。

そのマネージメントは都道府県と保健所の役割です。現在私たちの近隣の保健所は4市を統括していますが、合わせて人口は56万人です。この状態で次のパンデミックが起これば、あっという間に機能不全に陥ります。それを阻止するためには保健所あるいは医療に特化した部署の適切な配置・拡大が必要で、ＡＩをも活用したネットワークづくりが必要と思います。

これからの新たな地域医療構想の中では、各医療機関は行政や医師会と協力し合いながら、介護施設や在宅スタッフとの連携の中で、患者さんや利用者さんをどう支えていくかが鍵になるでしょう。そのためには、コロナ禍で失われかけた顔の見える関係づくりを再構築し、少しずつ積み上げていきたいものです。

■コロナ感染症と認知症との関わり

当院のような地域病院はそこに住んでいる人たちが最初にかかる医療機関であり、紹介状をもって受診する患者さんは少ないため、ほぼバイアスがかからないという特性があります。つまり、その時々の疾病構造や年齢構成、流行の度合いや重症度が肌感覚でしみこんでいきます。当院もおよそ全国的な流行の波と一致した動きの中で対応してきました。

例えば２０２１年４月から２０２２年3月までの1年間をみてみます。この期間はいわゆる第４波から第６波にあたる部分で、デルタ株が猛威を振るった1年でした。この期間の当院の入院患者は全部で４０９人です。このうち75歳以上のいわゆる後期高齢者といわれる患者さんは92人、うち85歳以上は23人でした。割合にするとそれぞれ22・５％、５・６％を占めます。

高齢者はすべていわゆる認知症というわけではありませんし、言動や行動が怪しい患者さんのソースがもともとあった認知症なのか、病気によるせん妄状態なのか不明の場合もあります。しかしながら、感染拡大期には感染症病棟には必ずと言っていいほど認知症の高齢患者が入院していました。

なかでも高度認知症の患者さんは、自分が置かれている状況がわかりませんので、自分の病室（いわゆるレッドゾーン）から出てきてしまい、廊下やナースステーションの非感染ゾーンに入り込みます。スタッフは感染部屋以外ではＰＰＥ（感染防御服）を着ていませんので、感染の危険にさらされながらも何とかなだめすかして部屋に戻ってもらいます。鍵を閉めるわけにも、ベッドに縛り付けるわけにもいかず、いたちごっこです。また、部屋の中にいる場合でも実際何をしているかわかりません。トイレは大丈夫だろうか、転んでないだろうか、隣の患者とトラブルはないだろうか、など心配は尽きませんが、ずっと一つの部屋で目配りするわけにもいかず、あるいはカメラで監視するわけにもいかず、スタッフはハラハラドキドキです。

ただ、これだけ元気な患者さんは病状的には安定していることが多く、隔離解除の日がそのうちやってきます。しかし、中には病状が悪い患者さんもいるわけで、その人は認知症の顔をしていません。例えば、この期間に亡くなられたアルツハイマー認知症の患者さんがいます。生前私の外来にも膝痛で10年くらい通ってくれていましたが、施設入所されて施設内クラスターによる感染で当院に入院されました。このとき実際に診察したわけではありませんが、来院時から意識障害があり認知症の評価すらできません。そして治療の甲斐なく1カ月後に鬼籍に入られました。

この期間に施設から入院された患者さんはわずか16人です。そしてその多くは認知症です。施設内のクラスターはあちこちで起こっていましたので、ほとんどは施設内で「利用者」として療養していたと推測します。施設側の遠慮や忖度、圧力や葛藤の中でも、どうしても施設で診てあげられない方が、「患者」として入院してきます。

この期間当院でお亡くなりになった患者12名のうち施設の「患者」はこの方1名ですが、施設でそのままお看取りされた「利用者」はもっと多かったであろうと思います。刻々と変化する病状に合わせて、リアルタイムに入院させられないジレンマを医療側、介護側とも持っていたのではないでしょうか。「もっと何かできたのではないか」。次に残された課題です。

岡村博（おかむら・ひろし）＝１９６４年東京都足立区生まれ。89年秋田大学医学部卒業後、みさと健和病院入職。初期研修終了後、同院で整形外科研修を行い、99年専門医取得。２０１９年より同院院長。卒後以来35年間、埼玉県三郷地域での医療を実践してきた。地域の中での医師養成、他職種協働のありかたを探りつつ、医療・介護のネットワーク、まちづくりに病院としての関わり方を模索中。東京民主医療機関連合会副会長。

当事者本人のコロナ感染を振り返って思うこと

Kさんのご家族の手記とインタビュー

家族全員が新型コロナウイルスに感染してから1年が過ぎました。振り返ってみると、家庭内での感染を防ぐことは、とても難しかったと感じています。

タオルを分けたり、使うトイレを分けたり、換気をしたり、ペーパータオルや使い捨ての手袋などを使ったりもしましたが、完全に感染対策をすることはできませんでした。

お盆期間に入る時期だったため、医療機関を受診できないことが心理的に一番大変でした。幸い、クリニックの先生に電話で相談できたことで、少し安心して看ることができましたし、デイサービスの介護職員さんにも、電話で介助のアドバイスをいただくことができました。

普段から関わっているクリニックの先生や看護師さん、事務職員さんや薬剤師さん、デイサービスの職員さんなどに支えていただいていること、心からありがたいと思いました。

自宅での療養中、体温、食べられたものや飲めたもの、薬の量などは、ＬＩＮＥを使って家族内で記録しました。自分自身も体調が悪く、母がいつ、何をどれくらい口にできたのか、どこに記録したのかも、分からなくなってしまいそうだったので、この方法はとても便利でした。

幸い、誰も重症化することなく回復しましたが、高熱だった1日を除き、家の中でいつも通り、よく動いていた母は、その後も微熱が続き、しばらくデイサービスをお休みしました。それまで、休まず楽しそうにデイサービスに通っていた母にとっては、自宅での療養期間は、ストレスもあったと思います。

とても暑かった今年の夏は、誰も感染症にかかることなく過ごすことができました。感染症はかかってからの対応より、予防が一番大切だと心から実感していますが、母はアルコールでの消毒を指先までですることが一人ではなかなかできませんし、病院内でもマスクを取ってしまったり、マスクの表面をさわってしまったりということは度々あります。でも、その都度、できることをできるだけやっていくしかないという気持ちでいます。家族の中でもそのように話をしています。

母は言葉でうまく説明できないこともありますが、痛みも嫌なことも、体調が悪い時も、その瞬間はきちんと言ってくれるので、それを逃さず聞き取って、対応していけたらと思っています。

（連載⑪　Kさんのお嫁さん）

Kさんのお嫁さん（Mさん）にインタビュー

78歳になるお母様が新型コロナに感染し、家庭内で感染を防ぐことは無理だったと振り返るMさん。今は落ち着いているが、何が起きても仕方がない、日々を一生懸命生きるしかないと思うそうだ。

お母様は60歳の時に夫を亡くし、大変なショックを受け、半年くらいは食事も作れず、一人で泣いていたという。共働きのMさん夫婦と孫のために夕食も作っていたが、だんだんと作れなくなり、買い物にも行けず、筋肉が落ちてきて、体の衰えを感じるようになった。

後に「認知症だけにはなりたくない」というメモが出てきたことがあった。つじつまの合わないことを言っていても認知症とは全く思っていなかったMさんは、「どこかへ行ってしまいたい」という言葉にも、どうしてそんなことをいうのか分からなかった。「自分で自覚していたんでしょうね。近所の人に知られたくなかったのだと思う。最初はすごく葛藤していて、一番なりたくなかったものになっていくのは辛かったでしょう」と思いやる。

当初は病院も薬も拒否するので、認知症につながる言葉を言わないように心掛けた。「本人は嫌だったろうし、怖かったんだと思う」。苛立ちをぶつけられることもあったが、「私に言っているわけではなく、母自身がもどかしくて辛いから、そういう言葉が出てくるのだろうと思って接しました」。

しっかり者で人に頼られて役に立ちたいという思いが強いお母様なので、利用に抵抗を示すデイサービスには「コロナ禍だったので、参加者が足りなくて困っているから」という言い方をしたとか。「元々、市の運動教室とか健康教室には自分で申し込んで参加していたので、そういう面でもすんなり入れたのだと思う」。２０２０年から通所を開始。今は週

5日、一回も休むことなく通い、楽しく過ごしていると感じるそうだ。

接する上では、うまく意思を伝えられなくなっているので、いきなり具合が悪くなったりしないかを気にかける。それでも困った時には、医師や看護師、薬剤師、デイサービスの職員などが親身に相談に応じてくれるという。クリニックふれあい早稲田のもの忘れ外来には2019年6月から受診。大場院長の「本人が安心して暮らせることが一番」という言葉に、「私自身が迷っていた時で、自分を責めたり悩んだり迷うことが少なくなった」と振り返る。

嫁と姑の関係では正直いろいろあったが、「肩の力を抜いて母と付き合えるようになった。母が穏やかでニコニコして頼り切られると、いい時間をもらったのかな、夫も子どもも協力してくれ、そのままの母を受け止めてくれているのかなと思う」。

Mさんは福祉団体に勤め、当然、認知症にも理解は深いが、「やはり家族となると違う。人によっても違うし、みんな一緒ではないことを痛感した。困った時はいろいろな方に助けてもらうことだと思う」と話す。

その意味でも介護保険制度には大いに助けられている。「利用させてもらい、すごく良い制度だと実感した。とにかく制度として維持してほしい。高齢者虐待とかヤングケアラーなどの問題もあるし、情報が届かないことも課題だと思う。認知症になるのが怖いというだけでなく、地域の中でもっともっと認知症への理解を深めていけば、検診も行きやすくなり、薬もできたので早く気づいて、早く繋げることもできる」

権利擁護の観点で、認知症の方の意思決定支援の重要性も指摘する。「保険制度の見直しで意思決定支援の方向に動いてきて、専門職の間でも浸透してきているので、すごくいい動きだと思う。今はとにかくマンパワーが足りない。資格を持っていればよいわけではなく、地域との繋がりも必要。でも専門職でなくても、地域の方々の理解で広げていけるのではないかとも思っている」と話してくれた。

グループホームで２回のクラスターを経験して

認知症グループホーム・ファンハウス施設長　寺田　慎

私が施設長を務めるグループホームでの２回のコロナクラスター（第８波と10波の中）を経て、施設として、当然これ以上感染者は出すべきではないと考えていました。クラスター以降で大きく変化のあったＲさんの事例、そして感染のリスクはありつつも、拘束しない・自己選択／自己決定を貫く介護の取り組みについて報告したいと思います。

2回のコロナクラスターの中、2回ともコロナに感染し、てんかんのような発作が見られるようになったRさんのその後の状況には非常に苦慮しました。Rさんは若年期からの認知症患者。言葉でのコミュニケーションが難しい、いわゆる失語症のため、こちらの意図も本人の意図も正確には伝達が困難な状態です。その中で出始めてしまったてんかんのような発作。いつ起きるかわからず、ケアスタッフには緊張感が続きました。しかも、Rさんの発作は夜勤者が一人で対応する明け方に起きることが多く、ケアスタッフからすれば当然起きてほしくない時間での発作です。

だからこそ、発作をコントロールする必要があると判断し、主治医やご家族に相談を始めました。ですが、Rさんのご主人は、ご本人の状況から「負担となるような（本人が嫌だと感じるような）検査はできる限りしたくない」という考えをお持ちでした。そのため、繰り返される発作の中でも、病院受診をすること、そして受診による内服の調整がかえって本人の状態を悪化させることもあり得ると考えたようで、発作を起きないようにしたい我々スタッフ側とは意見が違っていました。

何度かの発作を繰り返し、その度に本人のダメージが大きくなっている印象を感じ、ケアスタッフはご主人に、何度も受診の必要性や内服による状態の安定が必要だと話をしました。その結果、Ｒさんは専門外来の受診、内服での調整が始まりました。

現在、Ｒさんは発作もほぼ抑えられ、安定した毎日を過ごしています。もともと歩けていたＡＤＬは低下してしまい、車椅子生活にはなってしまいましたが、最近は脚力もついてきて、椅子から自力で立ち上がる姿も多く見られるようになってきました。ご主人はグループホームへの入居後も毎日のように面会に来て、一緒に話し、おやつを食べ、散歩に出ることを日課にしています。コロナ禍以降、面会を制限することが多い施設が少なくない中で、入居するご本人たちにとって家族と過ごす時間が何より大切と考え、リスクは承知の上で対策を講じ、面会の許可に踏み切ったのでした。

また、入居者の外出についても頭を悩ませました。というのも、我がホームには、毎日自転車に乗って数時間も外出を繰り返すＫさんが入居しているからです。１回目のクラスターの際に感染したＫさんは、要介護度１で非常に体も元気、スマホを使えるなど知的能力も高い状態を維持しています。感染しましたが、幸いにも無症状に近い状態だったこともあり、隔離の必要性を理解してもらえず、動き回ろうとすることが多く見られました。Ｋさん自身の治癒後も他入居者へ感染は広がっていましたが、Ｋさんは自身が治癒したことから行動を抑えられず、一層外へと出かけていくようになってしまいました。

元々、ホームに入居する前から、自分で自由に動き回っていたというKさんですので、ホームに入居後も変わらず出かけます。電車で行くと3駅以上先の土地まで、地図を片手に出かけていきます。時折、帰れなくなりますが、自分で110番をしたり、交番にSOSを求めたりして無事に帰ってきます。最近は帰れなくなることも徐々に増えてきたため、GPSを活用しながら所在を確認するようにしています。

リスクがあるからとリスクを避けるだけではなく、いかにうまく付き合っていくかを常に考えています。また、地域包括支援センターや地域町内会そして警察などにも、このような方がいるので、何かあれば連絡をくださいと事前に話をし、ご家族にも都度説明をしながら起こり得る事故などについても話をし、我慢は難しいので本人の望む行動をなるべく制限せずに行っていくことを理解してもらいました。

また、施設の敷地内にある畑も、ボランティアさんの力を借りながら常に作物を育てています。クラスターの中、人混みや家族の家などに、なかなか自由に外出ができないため、入居者にとって畑の作業は一つの生きがいにもなっています。畑作業を通して、働くことや人の役に立つことを続けていくことを目標にしています。クラスター前後でも、元気な方は一人で畑に収穫に出かける姿も多く見られるようになっています。苗を植えたり、収穫をしたり、草むしりをしたりと、畑作業のほぼ全てをボランティアさんの指導の下行っています。元八百屋で働いていたというNさんは、収穫物がある時期には真夏であろうと帽子をかぶって作業に出かけていきます。

クラスター克服後、施設内でのイベントなども増やしました。ご家族にも参加してもらっての食事会や秋祭りなども、開けるようになりました。普段のケアの様子や実際の入居後の様子を見ていただき、安心感にもつながり、ご家族とスタッフの信頼関係の構築にも一役買っています。

ホーム内では、新たなボランティアを呼ぶことも始めました。俳句会も開催しています。スタッフといるだけでは、引き出すことができていない言葉や思い出を引き出しながら、毎月のテーマに合わせて俳句を作っています。スタッフも楽しそうな表情や思い出話を繰り返す様子を見て、入居者の新たな一面を発見しつつ、俳句の先生の巧みな話術に倣い、自らのコミュニケーション技術を高めようと努力し始めています。外部とのやりとりを通じ、入居者の生活の質を向上させつつ、スタッフの支援の質を高めることにもつながり、コロナ禍以降の開設で２度のクラスターで悩まされながらも、少しずつ前向きな取り組みができるようになってきました。

寺田慎施設長インタビュー

利用者の自己選択・自己決定を大切に

認知症の方々がいつまでも自分らしい生活と人生を送れるように、アカシア会の二番目の認知症対応型グループホームとして誕生したファンハウス。ファン（楽しい）ハウス（家）という名称は、45歳の時に若年性認知症と診断された方が名付けたという。2022年5月のオープンから2年半が過ぎ、2度のクラスターはあったが新たなコロナ感染者も出ず、今は落ち着いてきているという寺田慎施設長に話を聞いた。

2階建てのファンハウスには、各フロアに9人が入居している。最初のクラスターは元気な人が多い1階で発生。感染しても無症状の人が多かったが、行動制限はし切れず、事態を理解してもらうことも切迫感を伝えることも難しかった。特に、対応に奮闘してくれた各階のユニット長は「二度と経験したくないですね」と話していたと振り返る。当時は夜勤も1人増やし、2人態勢で臨んだという。

クラスターを経験したことで備えができたかというと、「備品などは備えられたし、覚悟もある程度ついたが、職員が感染した場合にどう休ませて乗り切るかは課題として残っている」と不安は残る。

18人の入居者のうち、最高齢の方は２０２５年1月で１０２歳。3月に１００歳になる方もいて、90代の方も何人かいるという。69歳が一番若く、元気に動き回る方もいれば、全介助に近い状態の方もいるなど、様々だ。

当事者の視点に立つことは、アカシア会が長年大切にしてきた理念だ。常にそこに立ち返っているといい、このインタビューの前に行われた会議では「イベントで出したフランクフルトで窒息状態になった方がいて、刻んで出すべきだった、そもそもフランクフルトを提供すべきではなかった、そういうものを食べたいというのは普通のことなのだから、どういうことに気をつけたら安全に食べてもらえるのかを考えるべきだなど、白熱した議論になった」と、基本となる理念が自然にスタッフの中に生きているのを感じるという。

毎日の食事でも、出来上がったものを一律に何も考えずに食べるのではなく、皆でメニューを一から組み立てている。季節感を大切に、何が食べたいか、食材は何があるかなど、食事は職員が非常に苦労しているところだと労う。

施設長も、入居者の自己決定をどこまで許容・応援できるかが自身の一人テーマで、大切にしたいところだという。「ご飯を食べる・食べない、お風呂に入る・入らないなど、自己決定をどこまで尊重できるかが自分の核でもある。難しいのは、言葉で説明できる方ならいいが、そうではない方には表情や声色、その時の様子などを観察しながら判断しなくてはならない。口を開かない人に、食べなきゃ駄目だよと口に入れてしまえば栄養は摂れるかもしれないが、食べたくないという意思表示かもしれない。本人の意思がどこにあるのかを常に確認することだと思う。話せる人にも、言葉の裏にある隠れた思いを酌み取れるようイメージを持ちながらやっている。お風呂に入りたくないのも、恥ずかしいのかもしれない。入りたいと思える環境を整えるなど常に意識して取り組んでいる」と話す。

人が何かを達成した瞬間に立ち会えることが好きだという施設長。「例えば、トイレに行きたいと言っていた人が自然に排泄できた。誰かに拭いてもらうのではなく、排泄できて良かったなと思う。そんな一つひとつが自分のモチベーションになっているのかな」。職員についても、職員がこういうことを入居者にやってあげたいのだと言って、それを達成するまでのエネルギーをその職員と一緒に味わえることが自分にとってもモチベーションになっているのだと。

今の気がかりは帰宅願望の強い入居者のことだという。毎日、家に帰りたいと外に出てしまうが、「いや、帰れないよ」と言うのではなく、時には2〜3時間も職員が付き添って歩くという。「ご本人が気持ちよくここに泊まることができるよう、手を変え品を変え説得したり、一緒に苦しみながら対応している」と自己選択を尊重。

グループホームが合う人には認知機能の悪化を予防できている半面、合わない人には苦しめることになり、悪化させることもあるのではないかとジレンマを感じることも。

帰宅願望のある方も、うまくサービスを使えば自宅で過ごせるのではないかと思うとも。「ケア体制がとれない家庭の事情で入ってきた方で、残された能力を使い、家族の協力が得られれば、まだ家で暮らせるのに本当にこれでいいのかな。受け入れたからには万全を尽くすが、自分の中ではバランスが取れない状態でいる」

施設長の原稿にある、自転車で出かけてしまう人についても、「そんなことをさせていいのかとも思うが、その人にとってはそれが生きがいで、制限をしても辛いだけ」と。「認知症になってもグループホームに入居しても、何もかも諦めるというのはすごく嫌なこと。こんなことができる、こんな能力を維持しているんだよということを見せることで、世の中の考えが変わるきっかけになるかな」とも思うそうだ。

実際には、外でごみを拾ってきたり捨ててしまう入居者がいて、地域住民だという人が、ごみを捨てていったと怒って電話をかけてきたことも。「認知症だと分かっていても、こういうことが起こるのだと理解できない人も多い」

看取りまで行うグループホームも増えてきており、ファンハウスも最大限、最期まで支援する態勢を取っている。若年性認知症の方に対応するのも特徴で、「大黒柱だった方が若年性になると収入が途絶え、費用面で入居させたくても難しい。将来的には仕組みを変えていければ一番いいのだが。思い描いているのは、まだまだ能力が高い方が、若い頃から利用料を自分で賄いながら入居できるようになると、意味が出てくるのではないか」と話す。

認知症になると仕事ができない、一人で暮らせないというのではなく、「認知症になっても大丈夫だよ。皆いつかはそうなるし、個性の一つとして受け入れられたらいい」と夢を語る施設長。そのためにも、「少しでもイメージが変わって理解してもらえるように、入居してもこんな人がこんなふうに生活しているんだよと、メッセージを発信し続けたい。それには、入居者の日々を守り、その方が思い描いている挑戦を応援し続けることかなと思う」と話してくれた。

もの忘れ外来・コロナ禍の診療風景

■地域での認知症医療とケアの拠点　もの忘れ外来

２０１７年に発刊した拙著『かかりつけ医によるもの忘れ外来のすすめ』（現代書林）で、四つの特徴を指摘した。①敷居が低い、継続的受診につながる②認知症の人の全身管理、生活管理が行える③家族（介護者）も一緒に診ていく④トライアングル支援、地域づくりの「拠点」になれる。

コロナ禍では感染対策の一部も担い、ワクチン注射も行っている。認知症の方は一人では感染予防対策が困難な場合が少なくない。感染対策の基本はマスク・手洗い・うがいであるが、家族の協力は必須である。以下、コロナ禍での診療風景を記してみたい。

■マスク論議　失礼かと……

「マスク取ってはダメよ」。娘さんのややきつい言葉に、けげんそうな顔のお年寄り。家族が半ば強引にマスクをつけさせる。コロナ禍の診療現場でよく遭遇する。患者さんは嫌がりながら、「マスクつけていては、失礼かと思って」と。

「マスクはエチケットなんですよ。今コロナが世界的に流行っているでしょう。100年に一度のパンデミックです。コロナにはかかりたくないですよね。失礼ですが、ご高齢の方や慢性病の方は重症化しやすく亡くなる方も増えています。予防につながることは皆で取り組みましょうよ」。家族が「先生にも、うつしたくないですしね」とフォロー。

「コロナ予防の第一が皆がマスクをつけることです。インフルエンザ予防でもマスクなどが必須ですね。今の新型コロナの場合は感染しても最初は症状が出ず、発症2日前が人に感染させるリスクがピークになるのです。ですから、外出したり人と会ったりするときは一層、皆でマスクを着ける必要があります」

「でも先生、ウイルスは電子顕微鏡でしか見えないほど、とても小さくて、マスクなどは通りすぎてしまうのでしょう。その効果は本当なのですか？」と突っこみが入る。

「根拠について論議があったことは事実です。しかし、一昨年秋ごろから医学研究論文などが出されてきて、飛沫感染予防にはマスクの効果が証明されてきています。でも、コロナウイルスは変異しやすく、世界で猛威を振るっている実に厄介なウイルスです。一人ひとりができる努力とともに、政府・自治体での早期検査・早期対応、医療体制強化、保障を伴う営業の制限など、ぜひ実行してもらいたいですよね」

■コロナ禍でも日記継続の元病理医

しっかりものの奥さまが同行のMさん80代。物静かなマスク顔。小柄だが元研究所所長の威厳を感じさせる。コロナ禍で、「散歩が減り、運動不足になりがちです。しかし日記は長年続けてしっかりと書き、先生お勧めの朝食後の手伝いも続けています」と奥さま。

当院転院の段取りをつけたのが奥さま。往復3時間以上かけての病院への通院は、定年後はきつい。「大場先生の著書『ともに歩む　認知症医療とケア』を見て、近くのかかりつけ医に通いたいと願っていました」と。アルツハイマー病の発症が70歳代始めで東京の病院に通っていたが、5年後に当院もの忘れ外来に転院となった。

転院直後は、長谷川テスト18点で、海馬の萎縮がかなり見られる状態。認知症進行抑制薬のアリセプト5年内服で症状もやや進みつつあり、レミニールへの変更など投薬調節する。

その後、長谷川テストは22～24点（30点満点）とやや回復気味だが、イライラ（痛烈な政治批判、米大統領批判など）が続き、些細なことで怒鳴りつけるなどで、奥さまは辟易とされていた。さらに、メマリーへの変更や漢方併用と投薬調整し、階段散歩や朝食の後片付け手伝いを続けられて落ち着いてきた。

そして、このコロナ禍である。しかし散歩と家事の手伝い、そして長年続けている日記書き（忘れている漢字は辞書を参照）などで認知症症状は安定し、落ち着いて過ごされている。

■クリニック玄関に生け花

Ｆさん、90代半ば。４年前から生け花を飾っていただく。コロナ禍までは毎月生けていただき、ご本人もご満悦、職員が写真を撮ってお渡しするとニッコリ。クリニックのホームページにも生け花の写真をアップ。(https://clinic-fw.org)。頂いた名刺には「日本生花司　松月堂古流　華道教授　美流園」とある。

認知症の経過は高血圧・脂質症で近医通院中、７年前にもの忘れと物盗られ妄想などで発症。６年前にアルツハイマー型認知症と診断され（某総合病院）、内服治療を受けていた。しかし、難聴があるのに病院担当医はＦさんの顔をあまり見ないで診察。３カ月ごとの受診・処方だけだったので、認知症主治医変更希望となり、家族がネットで調べて当院初診（５年前）となる。

初診時検査は長谷川テスト11点、海馬の高度の萎縮＋多発ラクナ梗塞あり、中等度からやや重度のアルツハイマー型認知症とした。

玄関の生け花は、Ｆさんの名刺を見て私が依頼したものだ。コロナ禍前まで毎月、受診

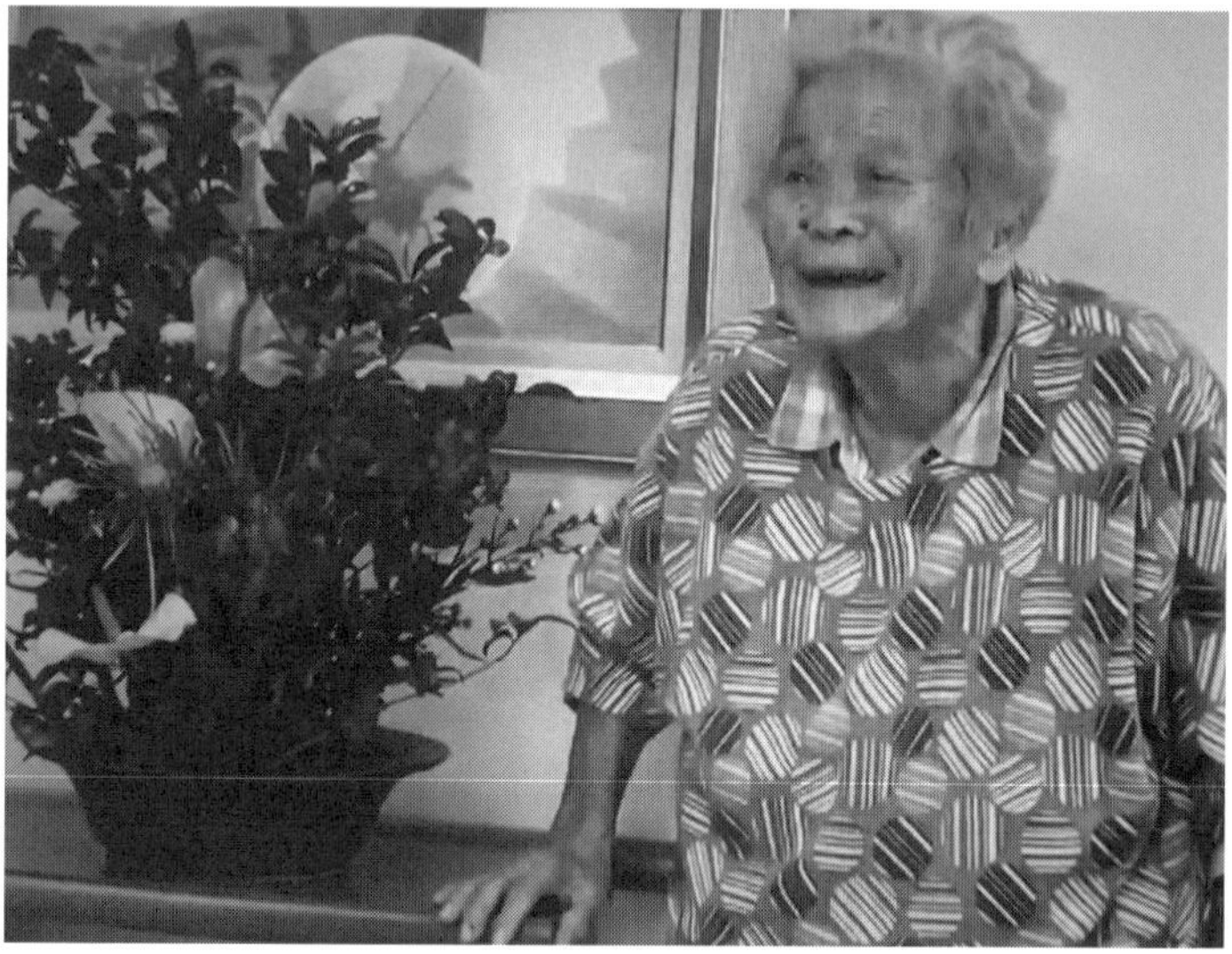

Ｆさんと生け花

前に花屋さんから届けてもらった花材で生けていただいてきた。抗認知症薬の投薬調整（2種類の変更）と、デイの利用、そして散歩などで、コロナ禍前年には長谷川テストが18点～23点までアップしていた。

コロナ禍直前のカルテでは、「1月、本日も生け花、真ん中に赤で奇麗」「2月、華やかに蘭」「3月、華やかにガーベラ」。華々しく玄関を飾り、満足なＦさん、笑顔を輝かせていた。

しかし、コロナ禍の影響は打撃的だった。感染を心配した家族が電話再診をしばしば利用され、外来受診は半分以下に。散歩も減って、長谷川テストが

17→14→11→8点と急に低下。そして今年になり、頼りの主介護者のお嫁さんが転倒・捻挫、入院し、介護困難に。ショートステイの利用もしばしばで、半年は生け花がダメに。この夏には、長谷川テストは0点に大後退。認知症の進行が止め切れなくなり笑顔が消えた。でも、生け花は可能な限り続けてほしい。家族と一緒でも、家族が中心でも。Fさんの笑顔と生け花よ、永遠に。

（「都政新報」連載②　2022年12月2日号）

Mさんの日記
社会と対話して自信を持って生きる

東京都健康長寿医療センター研究所　津田修治

一般に認知症はどのようなイメージがあるでしょうか。記憶がなくなって自分も他者もわからなくなる、感情のコントロールができなくなり、理由もなく怒ってばかりいる、もの盗られ妄想のように、ありもしないことにとらわれている、などかもしれません。ですが、このような理解は正しくありません。いずれも認知症に伴う症状の一部を切り取った、極端な解釈です。当事者の経験を丁寧に紐解いた研究を重ね合わせていくと、認知症とはさまざまなものを失っていくプロセスと理解することができます。

もの忘れをはじめとした認知機能の低下によって、それまで遂行できていた仕事や家事が困難になって職や役割を失ったり、方向感覚やお金の計算などに困難が生じて、旅行や買い物の楽しみを失ったり、そういった社会活動にまつわる同僚や友人など人間関係を失ったりします。また、その結果、単調になった社会生活に孤独感を感じたり、張り合いがなくなって気持ちが落ち込んだり、イライラして家族関係を難しくしたり、二次的な問題を生じることも少なくありません。そもそもの原因が進行性の病気である以上、失っていくプロセスを止めることはできません。しかし、その中で維持できるものを維持して、日々の喜びや楽しみを大切にしながら自信を持って生きていくことができます。Mさんの日記の取り組みは、まさにこのことを体現しています。

80歳の男性のMさんは、10年以上前にてんかんに伴う記憶障害を繰り返して治療を開始しました。その時に通い慣れているはずの郵便局や理髪店にたどり着けないことが重なったため検査を受けたそうです。病院で詳細な検査を受けた結果、てんかんと認知症の診断を受けました。研究職という責任ある仕事を続けるには記憶力の問題があったため退職しました。最近の2~3年の認知機能検査の結果を見ると、軽度低下の状態のままで維持しており、アルツハイマー型認知症のようにゆっくりと認知機能が低下して疾患が進行していくパターンではないようです。

退職後、自宅で生活するようになって自然と日記を書くようになりました。現役の頃には多忙なスケジュールの管理をしたり、研究のノートをつけたり、予定や出来事を記録することは日常的にしていました。また、研究職には、実験の方法や結果など論文に正確に記述するため、精緻な文章を書くことが要求されます。Mさんにとって、書くことは日常であり、同時に、人生をかけて取り組んだ仕事の大切な一部だったと言えるでしょう。その延長に、退職後の日記があったのかもしれません。

Mさんの日記は、一般的な日記とは少し違ったものです。私生活の記録も時々あるのですが、多くの記事はその日の新聞記事を読み込んで、それに対する感想や意見を記述したものです。日記というよりは、社会の出来事に対する分析と批評をするノートといった方が近いかもしれません。Mさんは毎日30分から1時間かけて、この日記を書きます。大学ノートのページ半分ほどにまとめられた簡潔な文章ですが、新聞記事の要約はわかりやすく、彼による分析と批評は明晰そのものです。日記を書く作業のことを、Mさんは脳トレと説明します。集中して文章構成を考えたり、忘れていた言葉を探したり、漢字を調べたり、頭をフル活用する作業のためです。研究職らしい高度な脳トレですが、日記を毎日続けることで、認知症の進行予防になっているとMさんは考えています。

Mさんの日記は、政治や時事問題など社会的なテーマを扱うことも、要約して分析や批評を加える点も、研究職ならではと言えます。研究論文とは、研究テーマがあって、実験データを分析して、考察しながら議論を深めるものです。つまり、研究論文を書くことと同様の作業を毎日の日記で実践しているようです。職を辞した後もMさんは長年続けた仕事にアイデンティティーを感じ、長年かけて培ったスキルにプライドを持っています。社会の中での職は辞しましたが、職業を通して身に付けたスキルによって社会と対話し、毎日のトレーニングによってそのスキルを維持しています。

それは仕事や生活に直接役立つ実用的なものではなくなったかもしれません。しかし、職業人としての自信やプライドなど観念的な意味で、Mさんにとって大切なものです。懸命になって追求した仕事で獲得したスキルを使い続けることは、かつて職業人として活躍したMさんの自信を裏付け、プライドを維持する営みと言えるのではないでしょうか。

認知症を抱えると、職や役割、趣味、人間関係など、目に見えるものを徐々に失っていきます。人はその過程に抗えず、感情的になることもあれば、自己を見失うこともあるでしょう。しかし、職や役割、趣味、人間関係を通して得た思い出、培った自信やプライドを失うものではありません。それらは認知症のある人の中にしっかりと息づいており、その人の人生の豊かさにつながっています。日記への取り組み方は人それぞれですが、Mさんの日記は、認知症に立ち向かい、自信を持って生きる手段であり、研究職として自負を持って社会で活躍したMさんの生き様を見るようです。Mさんは日記を「誰にでも勧められるものではない」と言いましたが、教えていただいた私にとっては、ぜひ見習いたい取り組みです。

津田修治（つだ・しゅうじ）＝２００６年筑波大学医学専門学群卒。佐久総合病院や筑波大学で総合医の臨床研修を経て、静岡県の菊川市家庭医療センターで家庭医療を実践。その後、浜松医科大学とミシガン大学で公衆衛生の研究手法を学ぶ。22年から東京都健康長寿医療センター研究所で認知症ケアの研究に取り組むとともに、クリニックふれあい早稲田で認知症診療を実践している。実践から得たアイデアを研究に生かして、認知症のある人が豊かに生きることを支えるためのエビデンスを作り、社会に広く還元したいと考えている。

もの忘れ外来・コロナ禍の診療風景

コロナ禍でも、たくましく、お一人暮らし

超高齢社会の日本は、今年（２０２１年）の世界人口白書によれば平均寿命が女性88歳、男性82歳と、男女ともに世界一で文字通り長寿世界一である。また、それに応じて認知症の方が増加し、２０２５年には65歳以上の５人に１人、20％が認知症になると推計されている（「日本における認知症の高齢者人口の将来推計に関する研究」２０２０年）。そして、一人で暮らす高齢者の増加で、「おひとりさま」認知症が増加している。

「認知症になっても一人で暮らしていけるのか」。20年４月19日の朝日新聞が報道した記事は、当院もの忘れ外来通院のＩさんが取材を受けたものだ。認知症になっても一人で、

コロナ禍でも揺るがずに生活している日常が報道された。そして21年6月、コロナワクチン接種の同意についても取材を受けて報道された。

■コロナワクチン接種、成年後見人らと意向確認

5月下旬、Iさん（80代末）の意向を確認するためウェブ会議が開かれた。いつも接している介護職員に付き添われ、主治医（大場）や成年後見人Sさんらと画面越しに話す。「打つと怖いことがあるのでは」と不安を口に。主治医は副反応について、「腕の痛みや熱が出ることがあるけれど、ずっとは続かず、次第になくなります」と説明。既往歴から判断して重いアレルギー反応の可能性は低いこと、反応が起きたら「救急処置など万全な体制がある」こと、感染予防

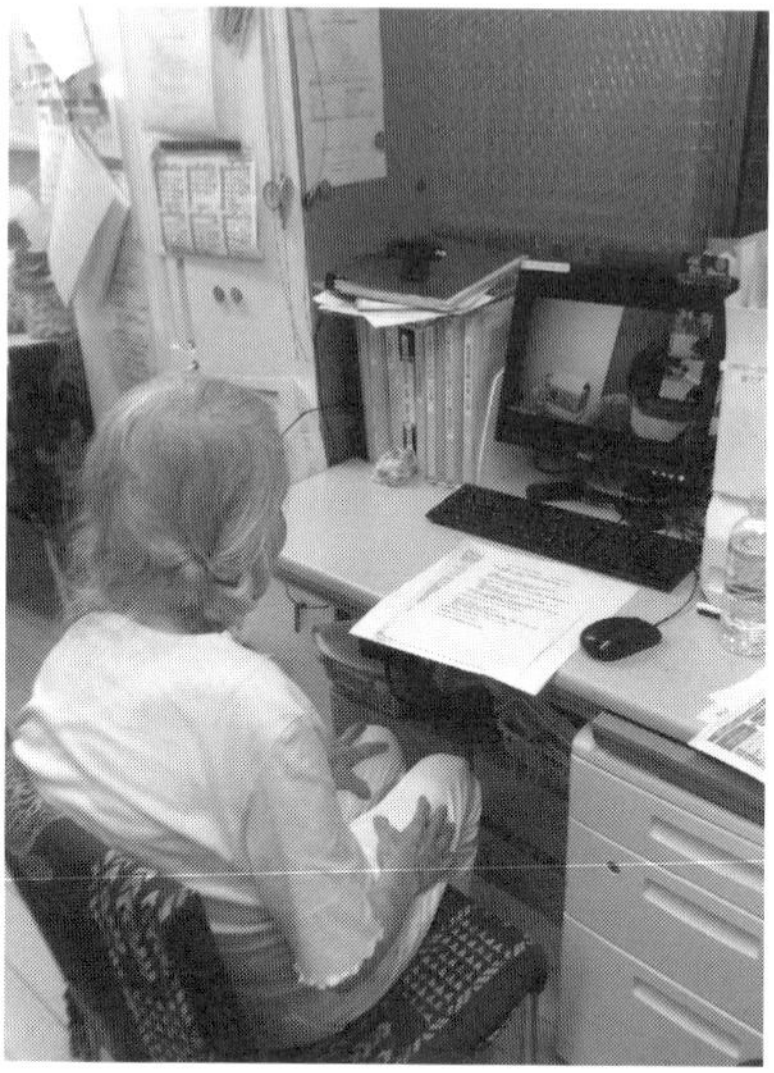

ZOOMでワクチン接種に同意するIさん

などの利点の説明に10分程度かけた。

「どうしましょうか」とケアマネジャーが尋ねると、Ｉさんは「打ちます」と答えた。接種希望書の署名欄は成年後見人が代筆し、予約や集団接種会場への付き添いは介護職員がすることになった。

日常生活に関わる多くの職種が参加しての説明会で、主治医が説明し、接種希望についてＩさんが自己決定。納得して接種４回を受け、さほどの副反応もなく1年半が過ぎた。介護事業所でのコロナ感染の恐れが幾度となく出た時に、素早い感染対策、ＰＣＲ検査や抗原検査での早期発見の追求などで感染が広がらずに、Ｉさんも感染せず元気で過ごしている。（「朝日新聞デジタル」２０２１年6月15日）

■コロナ禍での一人暮らしは

当クリニック近くの団地に暮らすＩさんは、夫と息子（若年性パーキンソン病を患い大場が往診）に先立たれた後に当院もの忘れ外来で認知症と診断された。それから11年、介護サービスや地域の人の助けを借りて一人暮らしを続ける。新型コロナ感染拡大による緊

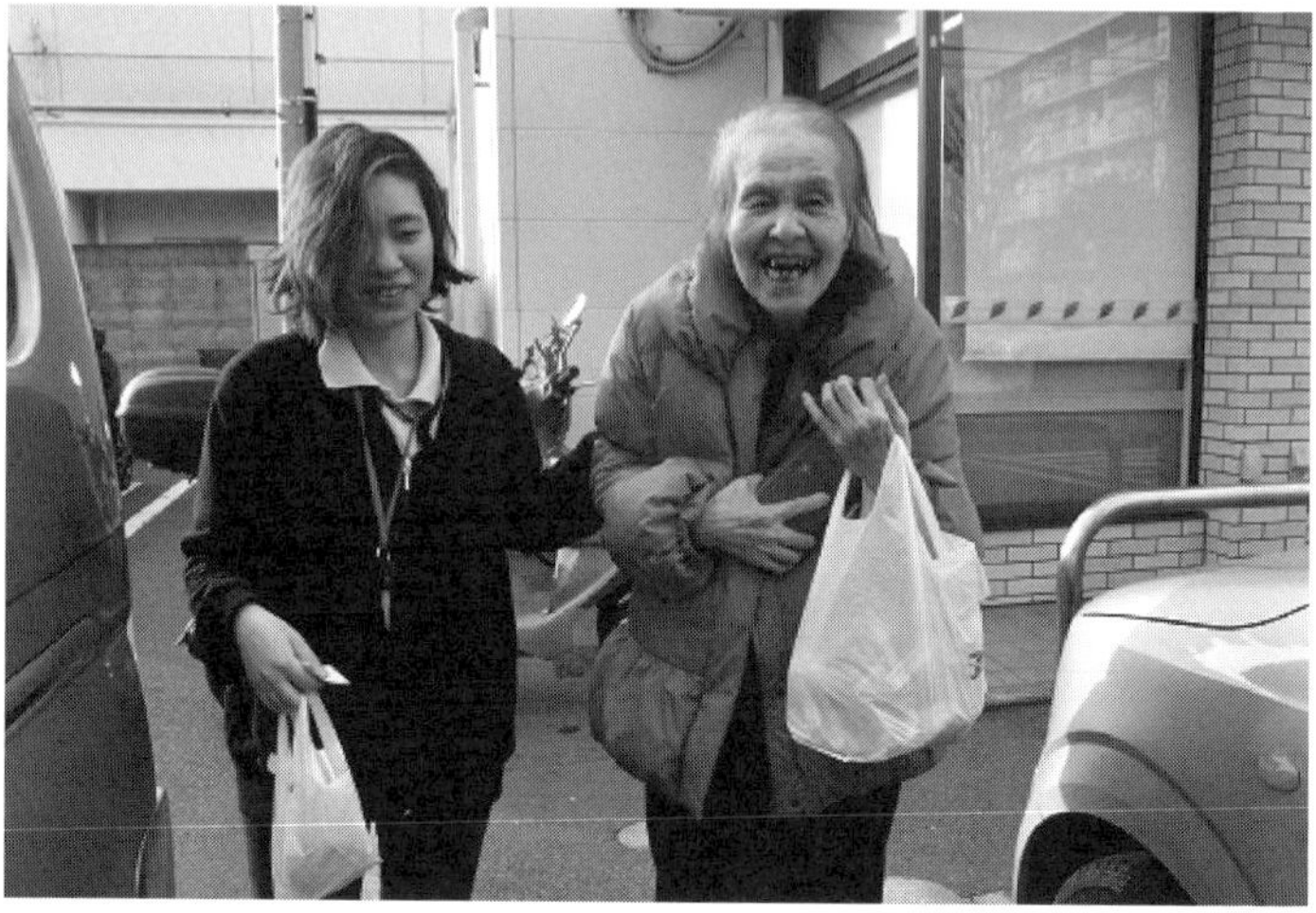

買い物を楽しむＩさん

急事態宣言が出た後も、支援する人たちは「いつもの暮らし」を支えてきている。

「洗濯機を回してくれますか」。デイサービス（通所介護）から自宅に戻ったＩさんに、付き添った職員が声をかけた。Ｉさんは「は～い」と洗濯機に服をいれた。電源を入れてしばらく戸惑っていたが、何度かボタンを押して洗濯機が動き出すと、ほっとした表情を浮かべた。その間に職員は夕食の準備をし、テーブルに並べる。Ｉさんが食前の薬を飲み、夕食を食べるのを見届けると、「また明日」と出て行った。

「やっぱり家が一番いい。好きなようにできる。困ったら（職員が）来てくれるから大丈夫」とＩさんは話す。夫や息子と暮らした家には家族や友達と旅先で撮った写真などが飾られ、思い出も詰まっている。

Ｉさんが利用する小規模多機能型居宅介護「えがお」（大場が理事長のアカシア会運営）は、通所、訪問、ショートステイ（宿泊）を一つの事業所が担う。訪問でも通所でも接するのは顔なじみの職員だ。週３回通所を使い、それ以外の日は職員による１日３回の訪問介護を受ける。多機能介護のフルパワー発揮である。

■認知症と診断された時

十数年前に夫はがんで亡くなり、10年前には一人っ子の長男が寝たきりとなり在宅で看取った。「息子と一緒に棺に入ってしまいたかった」ほど落ち込んだ。

その頃、Ｉさんが約束の場所を間違えたり、お金の管理がおぼつかなくなったりしてきたことに、息子を担当したケアマネが気づき、筆者のもの忘れ外来に受診。認知症と診断、治療開始し、同時にケアの利用に介護保険を使い始めた。

元歌舞団員のＩさんは、おしゃれ好きで、認知症と診断された後しばらくは服や小物を買って手持ちの現金を使い果たしてしまっていた。そこで、司法書士のＳさんが成年後見人を務めることになった。Sさんが会い、お金を管理すると説明すると、最初は反発された。しかし、転んで救急入院したIさんに、Sさんが駆けつけて支えたことなどで信頼関係が築かれ、今はSさんが2週間ごとに食費や生活費を渡している。

ご近所も一人暮らしを支える。同じ団地に住む元民生委員の男性（73）は、Iさんが一人暮らしになってから、ごみ置き場までごみを下ろしたり、見守りで回ったりするようになった。「家に愛着をもつ女性が住み続けられる手伝いができれば」と。全国小規模多機能型居宅介護事業者連絡会の調査（16年）では、利用者の約23％が近くに家族がいない一人暮らしだった。

Iさんの主治医（大場）は、取材に対して「『おひとりさま認知症』はもう珍しくない。介護だけでなく、医療や看護、成年後見、地域の人がつながって一人暮らしを支えていくことが重要」と話した。（朝日新聞２０２０年４月19日）

（「都政新報」連載③　２０２２年12月20日号）

もの忘れ外来・コロナ禍の診療風景

100歳で一人暮らし、自分史作りに取り組む

世界一の高齢社会日本。100歳以上の方は年々増加し、2022年「老人の日」での総数は9万526人に上る。そして認知症の方は90代後半女性では84%になり、多数派である。しかし、お一人暮らしとなると、おそらく少ない。私のもの忘れ外来に通院されているTさんは、その一人である。しかも、90代後半になって自分史作りに取り組んだとなると、さらに稀有だろう。

Tさんの自分史は2020年12月（97歳の時）に完成し、翌年1月に祝う会がコロナ禍

の中でささやかに行われた。

その発刊の辞で、私は「今年はアカシア会自分史プロジェクト提案10年目にあたる。今まで14人の方の自分史を、私を編集委員長とし、関係介護スタッフ、多くのボランティアの皆さん、ご家族などのご協力もいただき、編纂してきた。お一人ごとに編集委員会を結成し、幾たびもの編集委員会等の会議・打ち合わせを開いて自分史を完成させてきた。その意義は、アカシア会の根本理念の一つである〝その人らしい人生を支える〟テーマ追求である」と述べた。

Tさんの自分史作成は、外来受診のなかでTさんがふと述べた「自叙伝書いているのよ」との一言から始まった。以来、年表作成、写真・絵のご提供、エピソード収集、聞き取り、インタビューなどを重ねてきた。そして、ご本人・ご家族、当法人のデイサービス「和顔施」と「ふれあい倶楽部」のスタッフ、ボランティアの皆さん方の尽力により、自分史発刊となったのである。

主治医として、ケアスタッフ、ご家族の皆さんと、「Tさんと〝ともに歩んでいく〟気持ちをより強くしている。〝生涯・青春現役〟、波乱万丈の100年の人生を、さらに歩み続けられることを祈念する」と結んだ。

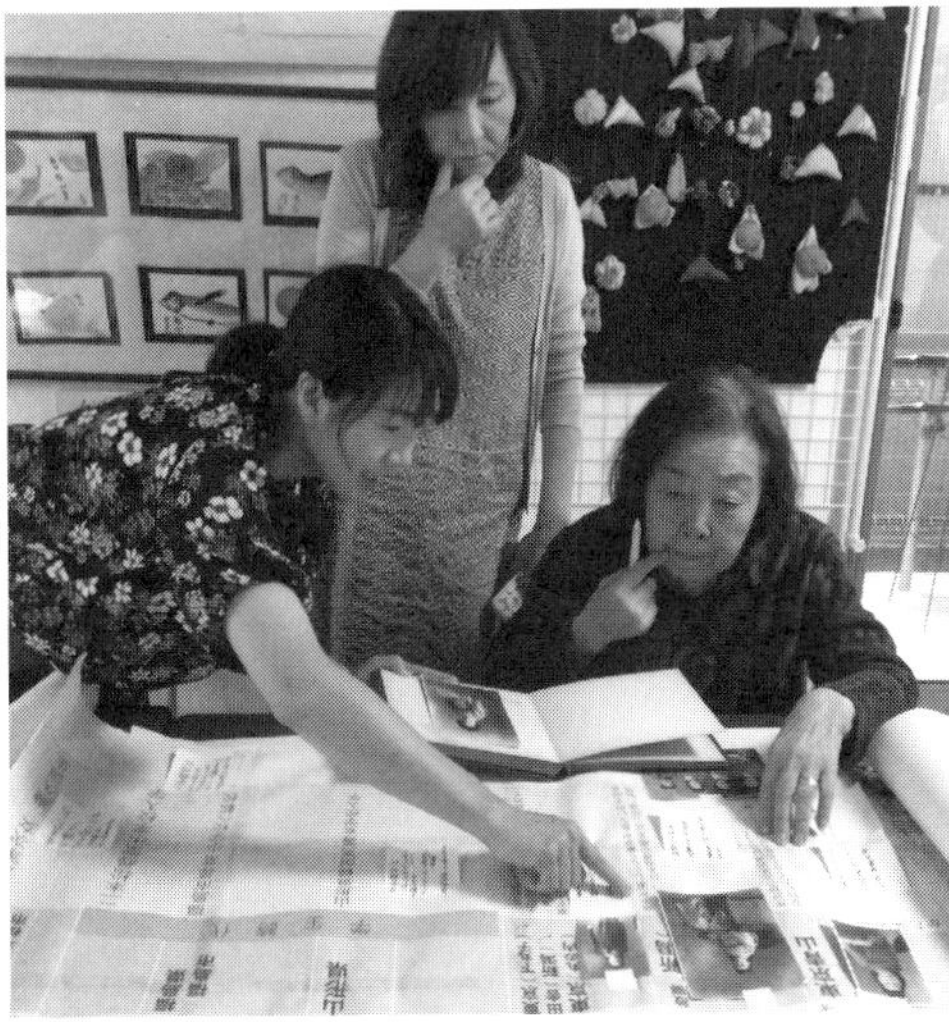

編集作業中のTさんと家族・デイスタッフ

娘さんは「このプロジェクトがなければ、母の生い立ちや若いころのロマンスや私たちを産んでからの気持ちは聞けないままだったのかもしれません。読み終わり、涙が出ました。少しでも長生きして楽しく過ごしてほしいと思います」と記した。

Tさんが当クリニックに受診されたのは10年前。当初から、ご自身のお話を楽しそうに語られていたのがとても印象的だった。「絵が趣味、音楽・歌、特にシャンソン、そして社交ダンス、染物、草木染めなども」たしなまれると。決して鼻につく自慢話ではなく、その中で、ご家族との生活そしてお独りになってからの生活を楽しく謳歌されているさわやかなモダンガール風の自己紹介だった。

受診の度に、実に多趣味なお話に興じられ、多彩な能力にいたく感心させられた。その歩んでこられた人生行路も波乱万丈で、まるでドラマのよう。その中で出た自叙伝の話、「では自叙伝完成のお手伝いを」と提案させていただいたのが3年半後（初診後約5年）のことだ。外来での認知機能テスト（ＨＤＳ：満点は30点）は、初診時11点と低めで、内服治療を開始すると「元気が出てきたわ」と明るく語る。

その後、「和顔施」と「ふれあい倶楽部」を利用するようになり、ますます元気になられた。ＨＤＳも11→19→18→20→15点と推移し、最近は15～19点。その間の小波・大波を乗りこえ、90歳代の青春（しかも独居）を謳歌され、百寿者となられた。

50代半ばで夫と死別して以来、ずっと一人暮らし。近くにお住まいの娘さんと一緒に通院されてから10年目となる今年1月、１００歳の誕生日を迎えられた。

誕生日後、初の受診だった。「ふれあい倶楽部」でのお祝いの様子は娘さんの写真に納まっていた。いつもの通り娘さんの付き添い、サポートでの診察の中で、写真を見ながら「誕生日でしたよね」と確認するが、きょとんとしている。「お幾つでしたっけ」との質問に、「私の年齢？　幾つ？」と娘さんに顔を向ける。アルツハイマーによくあるやりとりだ。つい2年前は、「１００歳だわよ」とサバを読み、「まだよ」と娘さんに訂正されていた。そして、ここ1年くらいは100歳に到達したけれど「ピン」とこないようだ。

100歳のお一人暮らしと長生きの秘訣について、娘さんは以下のようにまとめた。

娘さんが1日2回顔を出し、週3回デイサービス通い、毎日ヘルパーさんの生活支援、食事は配食をお願いしている。
（1）ヘルパーさんに掃除、ベッドメーキング、簡単な洗濯。娘さんが毎日、食べ物を持っていったり薬を飲ませたり、ちょっとした話し相手になったり。基本的な生活（歯磨き、パジャマに着替える、雨戸の開け閉め）は自分で。
（2）元々の性格がマイペースで自分のことが大好き。亡夫は寡黙で短気だったので窮屈だったかもしれない。人あたりが良かったので友達もたくさんいた。好奇心が旺盛で、色々なことをやっていた。ダンス、絵画、ヨガ、草木染めは教えたりもしていた。
（3）高齢出産だったせいか、その当時から見た目も中身も10歳は若かったと思う。夫が肝硬変だったので食べ物とかに気をつけて、玄米やミネラルを摂取していた。何よりも気が若いのが長生きの秘訣ではないでしょうか。

（「都政新報」連載④　2023年2月7日号）

Tさんは現在、GHファンハウスに入居されている。

100歳を目前に自分史を作った母

香西直子（Tさんの娘さん）

1923（大正12）年生まれの母・幾久（きく）は102歳になります。近くに住む娘の私や様々な方に支えられて、ずっと一人暮らしをしてきました。それが一昨年、骨折をしてしまい、入院を経て、昨年4月からアカシア会のグループホーム「ファンハウス」にお世話になっています。病院にいる時よりもしっかりとし、体重も戻り、元気になっています。

ＧＨでは骨折をしたらいけないということで椅子に座り、移動も車いすですが、骨折する前はちゃんと歩け、骨折で入院して二日目に見舞いに行ったら「もう痛くないわよ」と座っていて、びっくりしました。回復も早かったです。そんな母なので、今も歩かせれば歩けるんではないかと思います。そのため歯がゆいのか、「座ってぼーっとテレビ見てたら駄目ね。何かやらなくちゃ」と口にしています。

とにかく自由奔放で、自分のことが大好きな母です。88歳くらいから「自叙伝」をノートに書き綴っていたようで、感傷に浸るのが好きな人なので感傷に浸って書いたのかも。自分の波乱万丈で色々なことがあった人生を、皆に伝えたかったのかもしれません。「自叙伝を書いているのよ」と、もの忘れ外来で大場敏明先生に話したことから、自分史作りの編集委員会を立ち上げてくださり、２０２０年12月に自分史が完成しました。

大体は認知症になる前に書いていたもので、続きは助けていただきました。自分史を「これ、誰の？」と他人事みたいに言ってみたり、読み返して笑ってみたり、「こんなことがあったのよ」と言うこともありました。私も参加して写真選びなど手伝いましたが、形になると生きてきた証しだと嬉しい気持ちになりました。いつも母は私に「ありがとう」と感謝を伝えてくれるのですが、私が生まれてきた頃の母の気持ちなどは聞いたことがなかったので、とても感動しました。

母の人生は芸術家の方々との出会いに尽きます。後の人間国宝で型染の芹沢銈介氏、美術の世界の柳宗悦氏、葦ペン画家の小松欣氏、そして私の父です。

芹沢先生には弟子にしてくれと押しかけて、「女の一番弟子になった」とよく言っていました。先生のお弟子さんの紹介で父と出会い、一目惚れして結婚。父とろうけつ染めの仕事を成功させ、65歳で父が亡くなった後も無我夢中で働き続けてきた母でした。

父からは、よく仕事中に怒鳴られ、私が見ても理不尽だな、可哀想だなと思っていました。父は無口な人でしたので、明るくて天真爛漫な母に、ちょっとカチンときて手が出てしまうことがあったのかもしれません。でも、家にダンスホールを造るほど二人ともダンスが趣味で、価値観も同じ。仲の良い夫婦でした。自分史には「私も子供達も本当に幸福、結婚生活も最高だった」と書いてあります。

一方で、仕事や趣味を優先して、子どもたちには寂しい思いをさせたという記述もあって、母はそう思ってたんだな、分かってたんだなと思いました。確かに寂しかったし、弟と二人で夜過ごしていると怖かったですね。

父が亡くなった時、母は57歳でしたし、やはり父に精神的に縛られていた部分があったのか、それが解き放たれ、自由の身になったことで、自分の好きなことをやっていました。ダンスは社交ダンスからジャズダンス、フラダンスと。フラダンスは90歳くらいまで踊ってました。ヨガや草木染もやっていました。

また、富士山が好きで、よくスケッチのために一人旅をしていました。たまたま葦ペン画で富士山を描いているグループと出会って感激し、そこにいらした葦ペン画家の小松欣先生に仲間に入れてほしいと頼み込んだのが78歳の時。それから葦ペン画に夢中になりました。猪突猛進型の母らしいエピソードです。

富士山は本当に好きで、近くの宿に泊まって朝焼けや夕焼けの富士山を見ると感動すると言っていたことを鮮明に覚えています。何回も見に行っていたと思います。私の近くに住まいを移すため、アパートを引き払う時に片付けていたら、富士山の絵がたくさんありました。水彩や油絵も、もちろん葦ペンでも描いていました。アカシア会2025年カレンダーの1月は、母の富士山の絵を使っていただきました。

89歳で三郷の私の家の近くに転居してきました。手芸サークルに入るなど元気に過ごしていましたが、電気ケトルをガスコンロに置いて焼いてしまうことがあったり、何回も同じ話を繰り返すので、もの忘れ外来を受診し、アカシア会の認知症対応型通所施設の「和顔施」に通うようになったのは93歳の時です。

前向きな性格で、好きなことがたくさんある母なので、「和顔施」でも作品を作ったり編み物をしたり、楽しい時を過ごすことができました。

母の認知症はアルツハイマー型ではなく脳血管性のものということで、性格が変わったりすることもなく、いつもニコニコ笑っていて怒ったりすることもありません。自分が100歳だとは思ってなくて、50歳か60歳くらいのつもりでいるんだと思います。偶然、鏡で自分の姿を見て、びっくりして「私、こんなになっちゃった」と言うことがありますが、自分は若いつもりなんです。おばあちゃんという感じではとてもないんです。自慢の母です。

認知症がそれほど進行しないのも、本来持っている性格が大きいと思います。とにかく前向きで好きなことがたくさんあって、自分が大好き。私の子ども、母の孫になりますが、孫よりも自分の趣味を優先する感じです。美術面でも、きれいなものを見るのが大好き。外来では大場先生の顔を見ると喜んで、ネクタイの色を褒めたりしてました。目に入ったもので、きれいで素敵だと思うと。「まあ、きれい」と必ず喜びます。私も母と会う時は、視覚から元気にさせようと思って、きれいな色のものを着ていくようにしています。

ＧＨの面会には夫も必ず一緒です。夫の顔も覚えていて喜んでくれます。私のことはもちろん分かって、「ちょうど直子のことを考えていたのよ」と言うこともあります。残念だったのは、入院で乳がんがあることが分かり、しかも両方にがんがありました。高齢だと進行が遅いというし、元気なので、がんにも負けないのではないかなと思います。

母の自分史は、『ゼロからゼロへ　我が道をゆく』です。自らが考えた題名を毛筆で自ら書きました。父親とゼロからスタートして成功したが、最後には色々あって、またゼロに戻るということなんだと思います。あと何年、元気でいられるかわかりませんが、最期まで笑顔でチャーミングな母でいてほしいです。

（幾久さんは、連載④の「１００歳で一人暮らし、自分史作りに取り組む」にＴさんとして登場）

教えることが生活と人生を支える

もの忘れ外来・コロナ禍の診療風景

■コロナ禍で二度骨折、片腕で書を指導

今回紹介させていただくMさんは、筆者が師と仰ぐ書道家である。青梅市内で一人生活、弟子の皆さんが慕って訪れ、作品展を毎年のように開催。そして、その大書は国際的にも評価を受け、ドイツで現地の人たちに書を教えるワークショップを10年にわたって開いた。

そのM師に書を習い始めて14年半（東日本大震災で1年余中断）、筆者は不肖の弟子。4年前からはM師がもの忘れ外来に通院、私が主治医でもある。隔週日曜日には職員と一緒

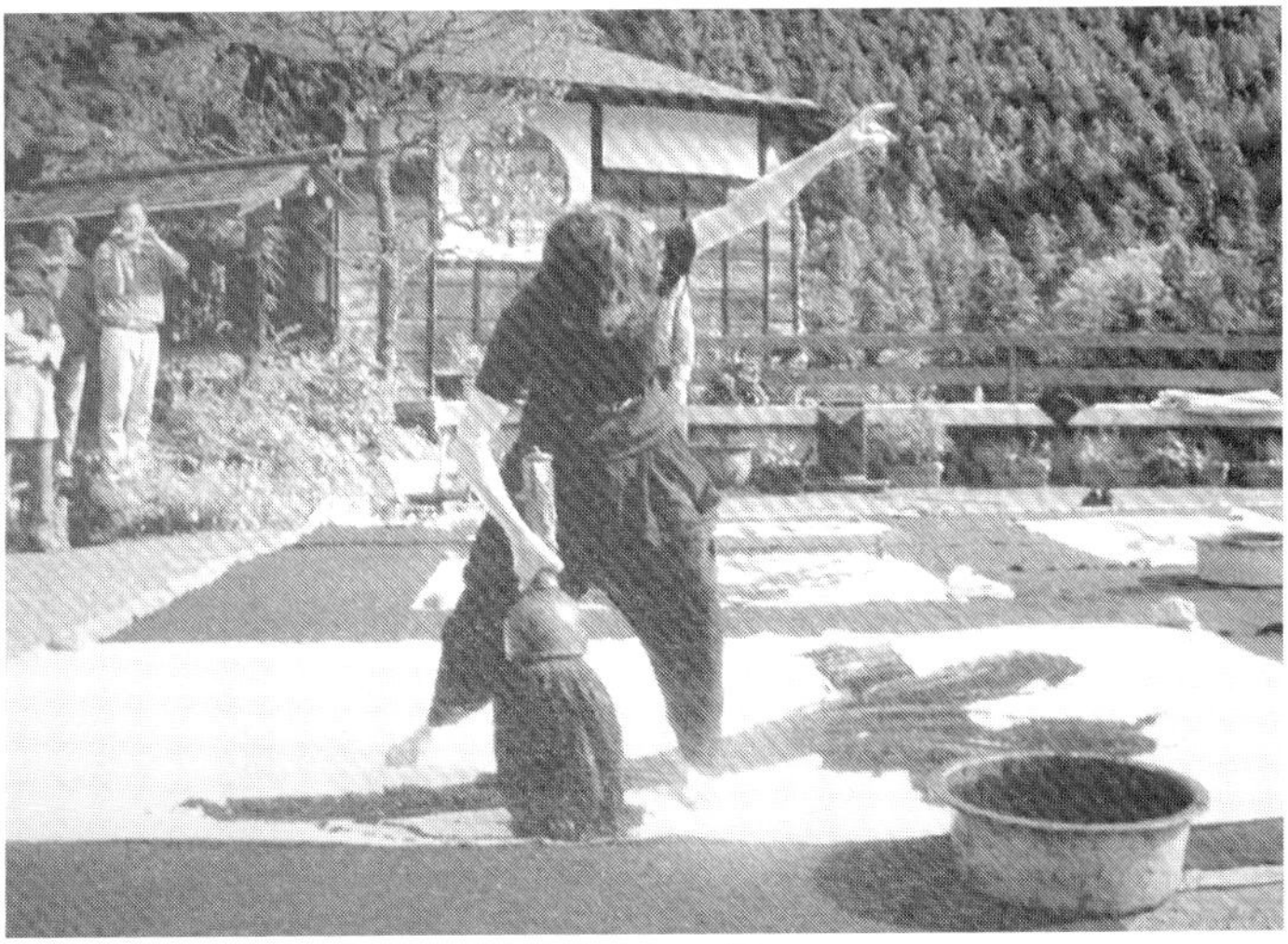

大書するM師

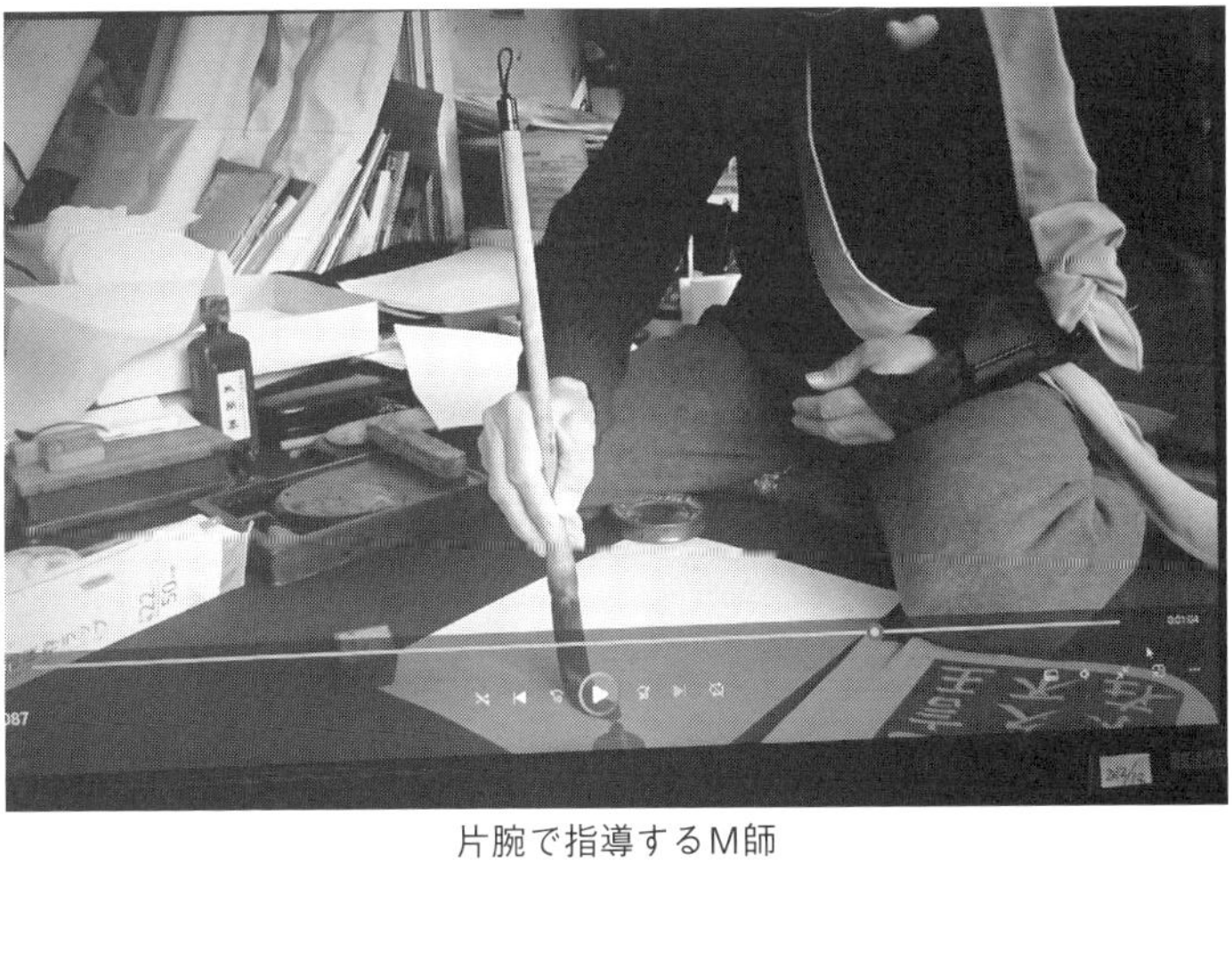

片腕で指導するM師

に書を習いに今も通っている。

一昨年の2月と今年の1月の2回、M師は左腕を骨折した。一度は寝室で転倒して骨折、外科病院にて手術し2カ月入院。二度目は家の玄関口の石の階段で転んだ。2回目は軽い骨折で、添え木を当てて三角巾で首から吊っての治療である。書の指導は片腕だが、見事な書きっぷり。片腕は不便ではあるが、利き腕が負傷しなかったのでと、左手で行っていた紙送り以外は今までと何ら変わりない。

■M師との出会いと書の手習い

M師との出会いは、青梅の老舗旅館・K園店主の紹介である。自分の字に自信がなく「カルテの字が汚くて、読める字を書きたい」と思っていたなかで、K園での書道展を見た。「素晴らしい書だ。この作者に教わりたい」と店主のUさんに相談すると、「私が書で指導を受けているM師が素晴らしい指導をされる」と紹介されたのである。

毎回、M師が顔真卿（唐代の著名な書家）のお手本を横に、臨書する。弟子はその書を持ち帰り、次の2週間までの間に自作を書く。14年半前から指導を受け始め、途中震災で中断したが、再開後は月に1～2回のペースで、三郷市への出張お稽古がクリニックの一室で熱っぽく続いた。

M師発行のF通信29号（2016年9月）の記述。「書の基本は……静かに座して、深く息を吐ききり、臍下丹田に気を斂める。筆を執り、紙面に筆端を打ち込む。一画から次画へ呼吸とひとつになって筆をすすめてゆく。……書の原点は、ここにある」とは、指導の際にも、よく口にされる。

しかし、コロナ禍では電車で来られての対面指導は困難となり、我々が月に1～2回、車で相乗りして青梅に出かけてのお稽古に。行けなくなる弟子も少なからず出て、最小2～3人での稽古になっていた。

■当院もの忘れ外来へ毎月通院

いつごろからか、M師の臨書の指導で次の字が分からなくなってしまう事態が出てきて、こちらで指差しすることに。それ以外は全く問題なく指導は続けられていったが、青梅のお弟子さんたちも、もの忘れが始まっていると感じて10年ほど前、青梅にあるクリニックのもの忘れ外来に受診となる。ＣＴは拒否したものの、長谷川スケール（以下ＨＤＳ）26点（30点満点の認知機能テスト）にて軽度認知症の診断を受け、内服薬のアリセプトが処方された。そして、かかりつけ医の診療所に引き継がれた。

７年前ごろより勧誘業者のトラブルが起きたり、書道の会計もうまくできなくなったりしたが、周囲の指摘には反発。５年前には、青梅市のＮ病院のもの忘れ外来で改めてアルツハイマーと診断され、ＨＤＳ25点で薬の副作用もあり精神安定剤のみ処方された。情報提供書には、「お仕事の書道に打ち込まれていることが一番の薬のように思われます」と。

ご家族・お弟子さんたちとの相談で、書道の弟子でもある筆者のもの忘れ外来に通院するのが、本人も納得されるであろうと、４年前から83歳での当院通院開始となった。

当院初診時でのＨＤＳも26点と変わりなし。しかし、海馬周辺に高度の萎縮が認められ、入金トラブルや冷蔵庫に食品があふれるなど生活障害が進行しているので、パッチ（貼り薬の抗認知症薬）を開始して現在に至っている。パッチの張り忘れも多く、翌年23点になり、コロナ禍での外出禁止などもあり、左腕骨折で入院のあとはＨＤＳが19点に下がってしまった。

退院後は、元の住み慣れた家での一人生活。食事支援や配達などケアの支えと身内の方の支えも増やし、青梅市のＮ病院のアドバイスにもあるように、書道塾も再開し継続していった。その中で、ＨＤＳは22→23→今年の2月にはなんと26点へと復活している。

これは住み慣れた家で、ケアと家族、友人が「ともに歩み」つつ、書道教室も続けていった効果ではないだろうか。一人生活のＭ師の、その人らしい生活と人生を支え、認知症の進行を防いでいると思われる。

■Ｍ師語る、私と書

「私は、書を書き、教えることで、60年以上生きてきた。芸は身を助くとは、私のことだと思っている。20代から書道教室を開き、夫に先立たれてからも書が支えでした」。筆者は毎回、「生活・健康・人生が書で支えられてきたのですね。生涯、書道教室を続けましょうね」と相づちをうつ。

（「都政新報」連載⑤　２０２３年3月17日号）

「この歳まで仕事しているのは私くらいかしら」と書を教える村木先生のこと

クリニックふれあい早稲田看護師　松原　郁子

私は、大場院長から書の習い事に誘われ、書道家の村木享子先生に出会いました。その頃、私は習い事を考えてはいましたが、当初は村木先生の住んでいらっしゃる青梅まで月2回行くのは遠く、躊躇していました。

しかし、院長がもの忘れ外来の患者さんでもある村木先生に、10年以上も書道を習い続けていることに驚き感銘を受け、２０２１年12月から習い始めました。

稽古の日は、前日と当日に先生に連絡し、到着時間を伝えます。村木先生のお宅は自然豊かな場所にあり、松・梅・金木犀・もみじ等季節の木々や花、その周りは苔であしらわれて、整った庭があります。帰りがけ、村木先生は「お花もっていって」と言って、毎回のようにお花を渡してくれます。

１・２階に呼び鈴があり、両方押します。反応がない時は、大声で「こんにちは」と戸を叩きます。そうすると、「お待ちください」と村木先生の声が聞こえ、玄関が開きます。また、身支度を整えられ、「よくいらっしゃいました」と笑顔で私たちを迎えてくれます。また、慌てて着替えをされ、「今日はお稽古でしたか、すっかり忘れていました」と言われることもあります。

「食事を先にしますか？　お稽古を先にしますか？」と必ず聞かれます。お稽古を先にお願いしますと伝え、２階の稽古場に行きます。階段は急で、手すりにつかまらないと怖いぐらいです。

村木先生の文化的な豊かさは、玄関からうかがえます。木の枝がセンス良く置かれ、いつも庭の花が花瓶に挿してあります。書も飾られ、階段下には大きな筆がかけられていま

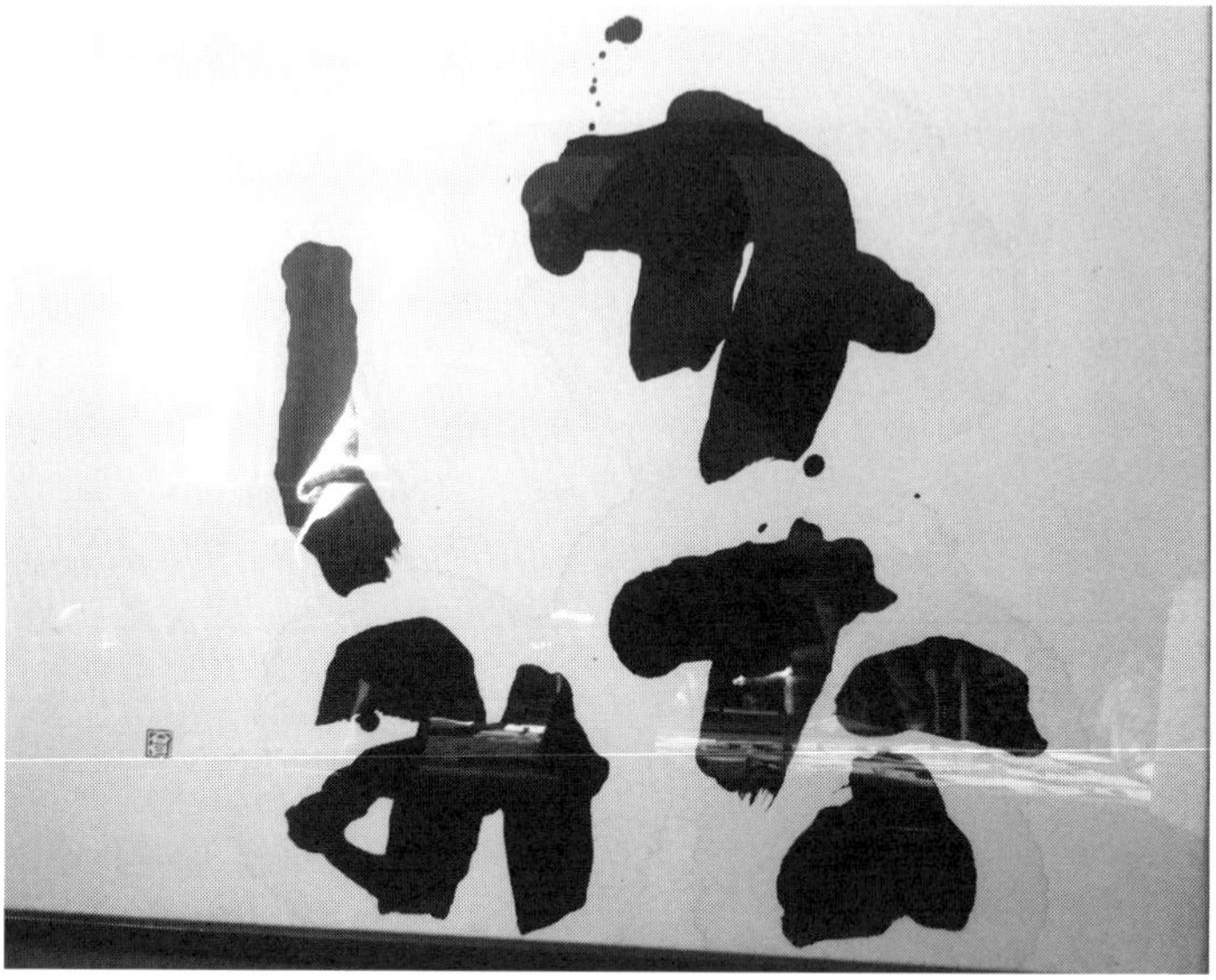

村木先生の書「かなしみ」

す。2階の部屋には、骨董品が好きと、いろんな形の椅子や机、ドイツに行き来していた時買った魔法使いのおばあさんの操り人形等、珍しいものが置いてあります。

広い部屋に敷じきが敷き詰められ、部屋の中央あたりに書を書く場所があり、墨・紙・水差し・いろんな形の文鎮、大きな硯の横に筆がおかれています。奥部屋の4畳半位の場所には亡き夫と先生の書物等、所狭しと置いてあります。

唐時代の書道家・顔真卿の『麻姑仙壇記』を使って教えてくださいます。村木先生の特徴は、打ち込みや止めの部分が強調されない素朴な線と、包み込むようなまろやかな字形。そして、内部をふくらませるような曲線で、ふっくらとしています。

私が以前習った書は、角ばり、力が入りすぎているような硬さがありました。村木先生の字は、力強さにも柔らかさがあり、私は先生のそんな優しく美しい字に魅力を感じています。

村木先生の教えられる書の姿勢は、静かに座して、深く息を吐き切り、臍下丹田に気を斂める。筆を執り、紙面に筆端を打ち込む。一画から次画への呼吸と一つになって筆を進めていくことです。

私たちは、M先生の臨書した文字を2枚ずつ書いて次の稽古日に持っていき、指導を受け、良いほうの字を選んでもらいます。「いいですね。勉強してますね」と褒められるとうれしくなります。

腕の力を抜き、筆先に力を入れる。筆は、伏して仰いでと肘を柔軟に動かし書いていく。一画ごとにしっかりと筆先を立て、次の画の字を書いていく。はねるは、筆先を立て先端に力を入れる等、何度も教えられます。

臨書の時は、「字ばかり見ないで、私の姿勢・腕の動きを見なさい」と言われます。臨書を書く姿は、凛として、一気にひと筆で書かれます。そして、次の字を書く時は、「次はどの字でしたか」と確認されながら書かれます。

また、『麻姑仙壇記』の麻姑について、麻姑は美しい仙女で、王方平という仙人に呼ばれ、年の頃は18～19、頭の上に髷を結い、残りの髪は腰のあたりまで垂れていたと、文の内容や文字についても教えてくださいます。

臨書が終わると、月謝を渡し、次の予定を確認します。村木先生は必ず赤い手帳を出し、11時三郷と書かれます。時々、手帳がなく探したり、日にちがわからなくなることがあります。

食事は、私たちが用意したものを食べます。先生は自分で作ったサラダと箸や箸置き、お皿を準備するため1階に行かれます。

「いつも一人だから皆さんと食べると美味しいわ」と食欲もあります。

村木先生は、毎回のように次のような話をされます。

「御岳山のふもとにある旅館に生まれ、高校の卒業間際に軽い肺結核にかかり、肋膜炎も患った。夫は、技術者で排気ガス処理の研究をしていた。毎日夜中に帰り、朝早く家を出ていく。仕事大好きで一日も休まなかった。なれそめは、中学校の同級生、同じクラスで一緒に学級委員をやり、周りから冷やかされ、夫は照れていた」

また、「お正月は、友達が泊まりに来て、私の手作りの料理を食べながら　晩中麻雀をしていた。1階には夫の両親がいたが、一度も文句を言ったことはなく、それほど息子をかわいがっていた。私のこともとてもかわいがってくれた」

そして、「42歳の夏、煙草もお酒も飲まない主人に肺がんが見つかり、1年後の秋に43歳で亡くなった。私は86歳で、だから丁度2倍生きているわ」と。

部屋には素敵なウエディングドレスを着た先生とタキシード姿のご主人の写真が飾ってあります。村木先生は、お子さんがなく、ご主人を亡くされた後はずっと一人暮らしです。

帰りは、村木先生は車の所まで来られ、「またいらしてね」と笑顔で手を握り、見送ってくれます。

次の稽古の時、私が挨拶しても、「あら、どなたかしら」と覚えていません。しかし、10年以上習い続けている院長夫妻のことは覚えています。院長が来ない時は、「院長先生は、今日はどうなさったのかしら」と何度も聞かれます。

2023年11月末、何度呼び鈴を鳴らしても応答がなく、なんとか甥のA氏に鍵を持ってきてもらい家に入りました。2階の寝室でベットの横にうずくまっている先生を発見し

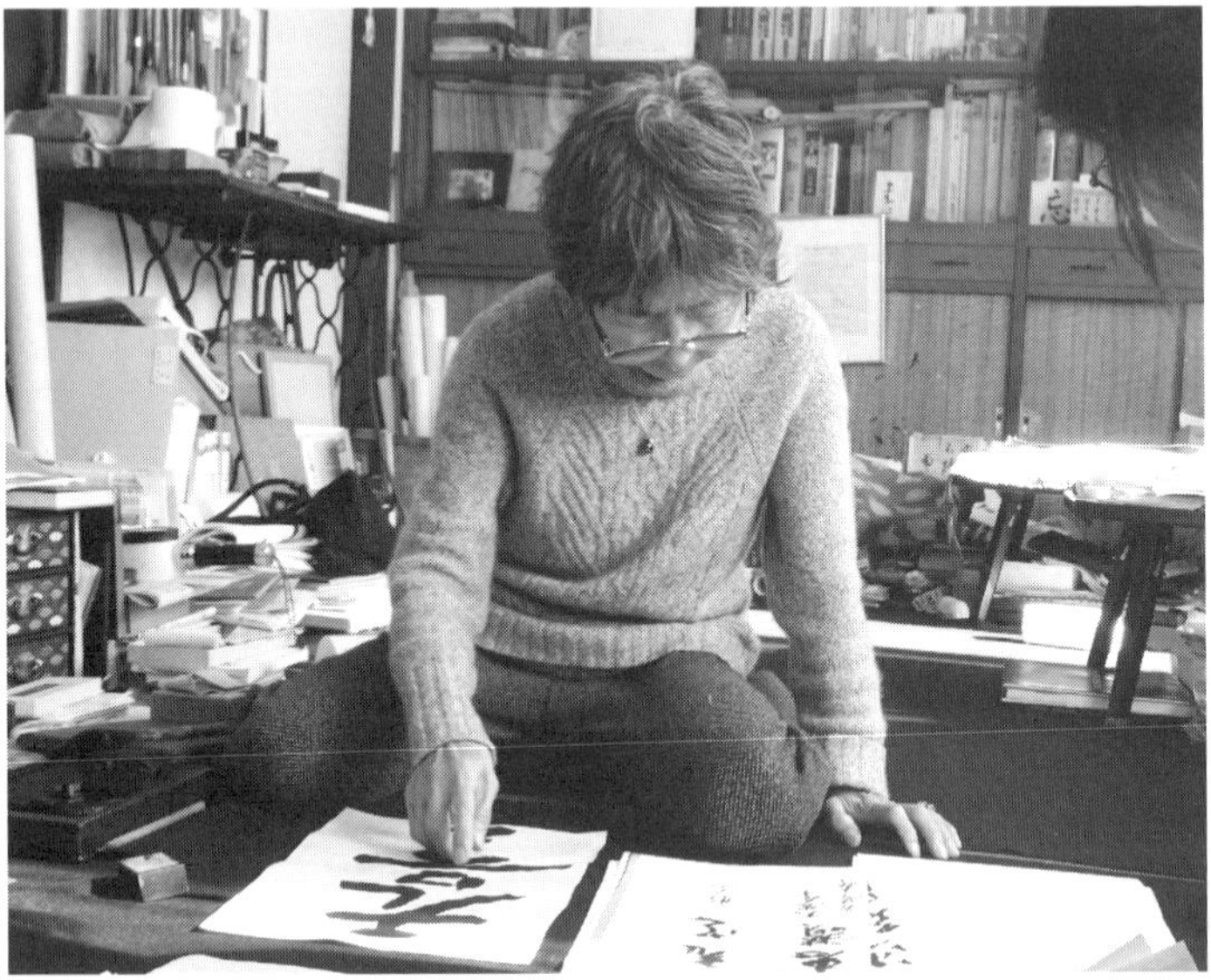
書を指導する村木先生

ました。声をかけると右腰の辺りを触り痛いと訴えられ、介助で起こし、ようやく立ち上がることができました。寝室は足の踏み場もなく、洋服・ハンガー・本等で散らかっていました。先生は「どうしたのかしら」と戸惑っていました。先におにぎりと水分を取ってもらいました。そんな状態でも、お稽古するといわれたので、書いてきた書だけ見ていただきました。そして帰りも階段を下りてきて、私たちを見送られました。

翌日、甥のA氏の付き添いで病院を受診し、胸椎12番の骨折で入院となったそうです。

その頃、先生は徐々に食欲がなくなり、薬を飲んでいない日が増えていました。冷蔵庫の中は腐ったものや、お茶碗ごと食べ物が入っていました。そして、探し物も多くなり、臨書の字の間違えが1回ありました。外来でも長谷川式テストの結果、認知症が進んでいました。しかし、ケアマネジャーB氏が何度もヘルパー導入を進めても、週1回の看護師の訪問をやっと受け入れる状況でした。

今後どうサポートしていくか、ケアマネジャー・訪問看護師とリモートで担当者会議を行いました。やはり、日常生活困難で、食中毒等の感染・転倒の心配、清潔面も保てていないなど、家で暮らす場合は24時間見守りが必要な状況でした。

退院後は自宅には戻れず、青梅の施設に入所になりました。

私たちは、村木先生が書を教えることで認知症の進行を予防していることもあると、施設で書を習うことにし、数回書を習いに行きました。

先生は施設で食事が取れているためか、幾分かふっくらし、腰にコルセットを装着し、車いすで笑顔で出迎えてくれました。

「どうして、ここにいるのか、やることがあるので家に帰りたい」といつもいわれました。書は1人だけ見てもらい、臨書していただきました。はじめは座位で、そのうち立って書かれ、いつものように教えていただきました。臨書する字がわからなくなる以外にも同じ字を2回書いたりが増えていました。30分の面会でしたが、「少し疲れたわね」と言いながら、次の稽古日の確認をされました。

私たちには、村木先生がこのまま施設にいると認知症も進んでしまうだろうと懸念がありました。先生は常々、「この歳で仕事しているのは私くらいかしら」と、書を教えていることに誇りと生きがいを持たれていました。それを実現するために、最終的に埼玉県三郷にある当クリニックの法人のグループホーム入所をゴールに計画を立てました。そして、認知症の進行を予防し、村木先生が安心して環境に慣れていくようにサポートすることにしました。

まずは、グループホームに空きがないため、三郷の他の施設に3カ月間入所としました。私たちには、三郷の施設の移動がスムーズにいくか心配がありました。そこで、院長と施設で待ち受けていました。村木先生は、院長の顔を見ると笑顔になり、院長の病院だからと思い込み、安心され、スムーズに入所につながり、私たちもほっとしました。

村木先生の認知症の治療は、院長が主治医で、施設への往診もすることになりました。施設の方に、引き続きM先生から書を習うことをお願いし、弟子が交代で、状態を見ながら稽古することになりました。施設の方は、環境の整った場所を提供してくださいました。施設では当初、眠れないなど戸惑うこともあったようですが、トラブルもなく、徐々に睡眠もとれるようになりました。

私が稽古に行くと、「お腹すいたわ。何か買ってきて」と先生から頼まれ、ジュースと菓子パンを買いました。先生は美味しいと全部食べられ、私の飲み物まで間違えて飲んでしまうほど元気でした。

村木先生は凛として書を教えられ、始めは字の力が弱く感じましたが、続けるうちに戻ってきました。先生の身体状況をみて30分ぐらいで終了しました。終了すると次の予定を確認され、手を握り、笑顔で私を見送ってくれました。

私は、村木先生が住み慣れた家ではないが生き生き暮らせること、そして、いつまでも元気で書を教えてほしいと願い通っています。

先生に関する記事を書いたジャーナリスト井上秀樹さんの文章です。

「村木氏は、１９９４年から、ドイツで何度も個展を開いた。99年には現地で書道のワークショップを開いた。ドイツでのホームステイは、家族ぐるみのもてなしを受け11回となった。

村木氏は『人に教えることで、自分も成長する。【共に学ぶ喜び】が、ドイツに通ううちにわかってきた。人間的な経験を重ねることは、一人で文字を書くのと同じくらい大事なこと。古木のような骨太な書の筆跡は、沢山の出会いで練り上げられている、と感じている』と話された」

また、2015年に村木先生は『山と雲そして清流』の本を出版されています。

以下紹介します。

Ⅰ、文字のいのち

ひとつ、ひとつの文字の意味が書かれています。

Ⅱ　山と雲そして清流

『道』の欄

苑にいる90歳の母親と百人一首の読み札遊びをした。帰り際に「気をつけて帰りなさい」といったが、今頃、私と遊んだことも忘れ自分の世界に入っているであろう。（中略）。人々に混じって夜の道をバスに揺られ、毎夜遅く仕事の興奮を全身に充たして帰宅した夫との生活を思いだした。そして、苑を静かに歩いていた老人の姿が脳裏をよぎる。彼らもまたかつてはこの人たちのような生活を送っていたに違いない。

『和』の欄

歩みを止めた足元の草が音もなく揺れる師走の真昼。この調和に満ちた静けさが、地球のすべての地に訪れる日を祈らずにいられない。今日は12月8日。真珠湾攻撃、日米開戦の日。

村木先生は、自分の過ごしてきた日常の出来事、心の風景を綴ったもの、多摩の山河の褒詩として書いたとあとがきに記されています。

私は、村木先生がひとつの文字から想いをはせた世界観の意味深さに感じ入りました。

村木先生は、認知症があっても、書を教えることで生活と人生を支えていると思います。

そして、書の時間は楽しく、刺激的で、脳を活性化させ、私たちとの会話や笑いがさらに創造性を高めていると思います。

村木先生の人生・生き方を知るごとに先生に対して尊敬の念がわいてきます。

私は現在、クリニックふれあい早稲田に勤めています。クリニックの基本理念は「病気や障がいがあっても、健康（人が生き生きできる生活と人生）に生きるようサポートする」。それを、生活と労働の視点から、地域に根ざす医療として追求しています。

私たち医療者・介護福祉士にとって大事なことは、その方の生活や人生を知ることだと思います。

そして、人が生きてきた歴史から、培ってきたこと、大事にしてきたことが続けられ、感性を最大限に生かしていく生活のサポートを目標としているグループホームの重要性をあらためて感じています。

（村木先生は、連載⑤の「教えることが生活と人生を支える」に登場）

村木先生は現在、ＧＨファンハウスに入居されている。

俳句づくり・趣味活動が人生を豊かに

もの忘れ外来・コロナ禍の診療風景

「俳句づくりは難しい」「取りかかりにくい」との印象が少なくない。しかし、この間のアカシア会の経験から、認知症医療とケアでの俳句づくり・趣味活動の有効性と可能性を感じてきた。句会の開き方などを工夫すれば実践でき、認知症の人が俳句づくりを楽しめると考えている。

俳句が認知症の治療・症状改善・進行予防にも有効ではないかと考えるようになったきっかけは、もの忘れ外来に通院されていたMさん（元鉄鋼会社社長・雅号は鉄炉由来で炉仙）と、軽度認知症の方への文化活動・趣味活動を中心にしたデイサービス「和顔施」での活動である。

当クリニックのもの忘れ外来では、問診で通院患者さんの趣味を聞いているが、「俳句が趣味」という人も一定おられる。その方たちには、俳句づくりの継続や再開と作品の持参などを奨励している。

しかしコロナ禍では、感染の心配から電話再診になる場合も増え、趣味の作品持参なども減少。また、薬だけの再診も少なくない。そもそも句会など文化活動やデイでの食支援などが困難となり、認知症が進み、施設入所になる場合も出てくる。施設入所後も面会制限などが続き、ケアもコロナ禍で萎縮し、合併症の発症などで人生を閉じざるをえない場合も見られる。

今回紹介するMさんも、もの忘れ外来通院中に在宅療養が困難となり、施設入所した。精神症状が出て入院、また施設に戻ったりとの中、家族とは面会制限の中での旅立ちとなった。

俳人・炉仙さんの句歴は長い。晩年までの22年間だけで１３００句も作り、認知症発症後の通院でも俳句を持参された。２０１７年には自分史＋俳句集をアカシア会の編集委員会（大場が編集長）で作成している。

もの忘れ外来初診が２０１０年で、趣味などを聞くと即座に「飲酒2合、ゴルフ、俳句、水泳」と返事し、各々の趣味仲間の名前もすらすらと述べた。その中で、特に俳句づくりは「40年以上で毎月の句会に出ており、そこに向けて創作している」と語った。

しかし、後年作成の自分史によると、実は炉仙さんの俳句づくりは小学5年生の頃からで60年以上の句歴となる。正岡子規の出身地・愛媛で生を受け、父の影響から「俳句を詠むことの面白さ」を感じ、小6での作句が朝日新聞句壇に掲載されたほどだ。そして、自分史の表紙のタイトル「花壇の香統べる三鉢のラベンダー」が炉仙さん誇りの句で、一番頼りとする奥様の喜々とした様子をも詠ったと。そして、この句が「現在最高の俳人の一人金子兜太の目にとまり」、『新版俳句歳時記』（雄山閣）に「ラベンダーが新しい季語として採用、例句として記載」されたのである。炉仙さんが歳時記で発見したときは「手が震えるほど感激した」と自分史で語っていた。

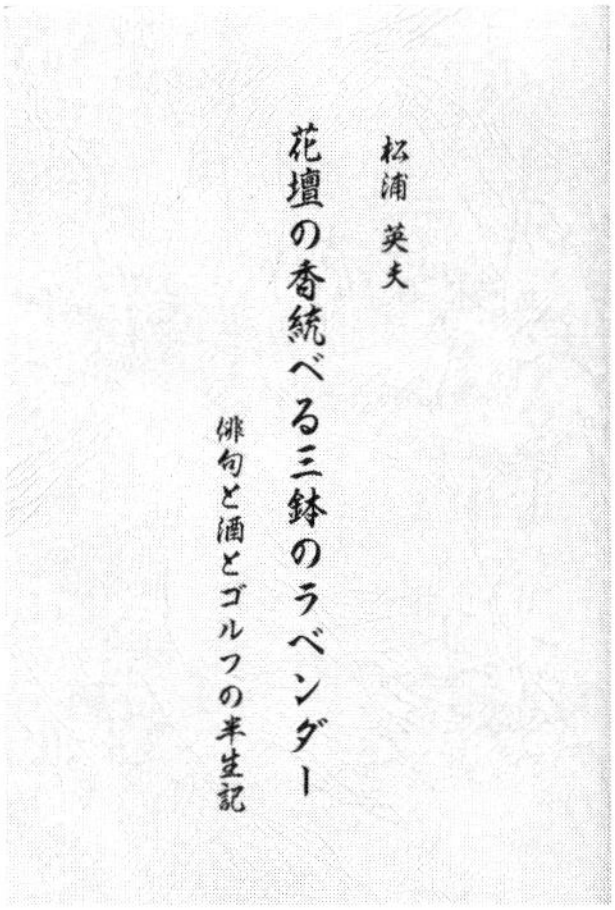

自身の句をタイトルにした自分史

「どの句にも思い出深い情景が浮かんでくる」

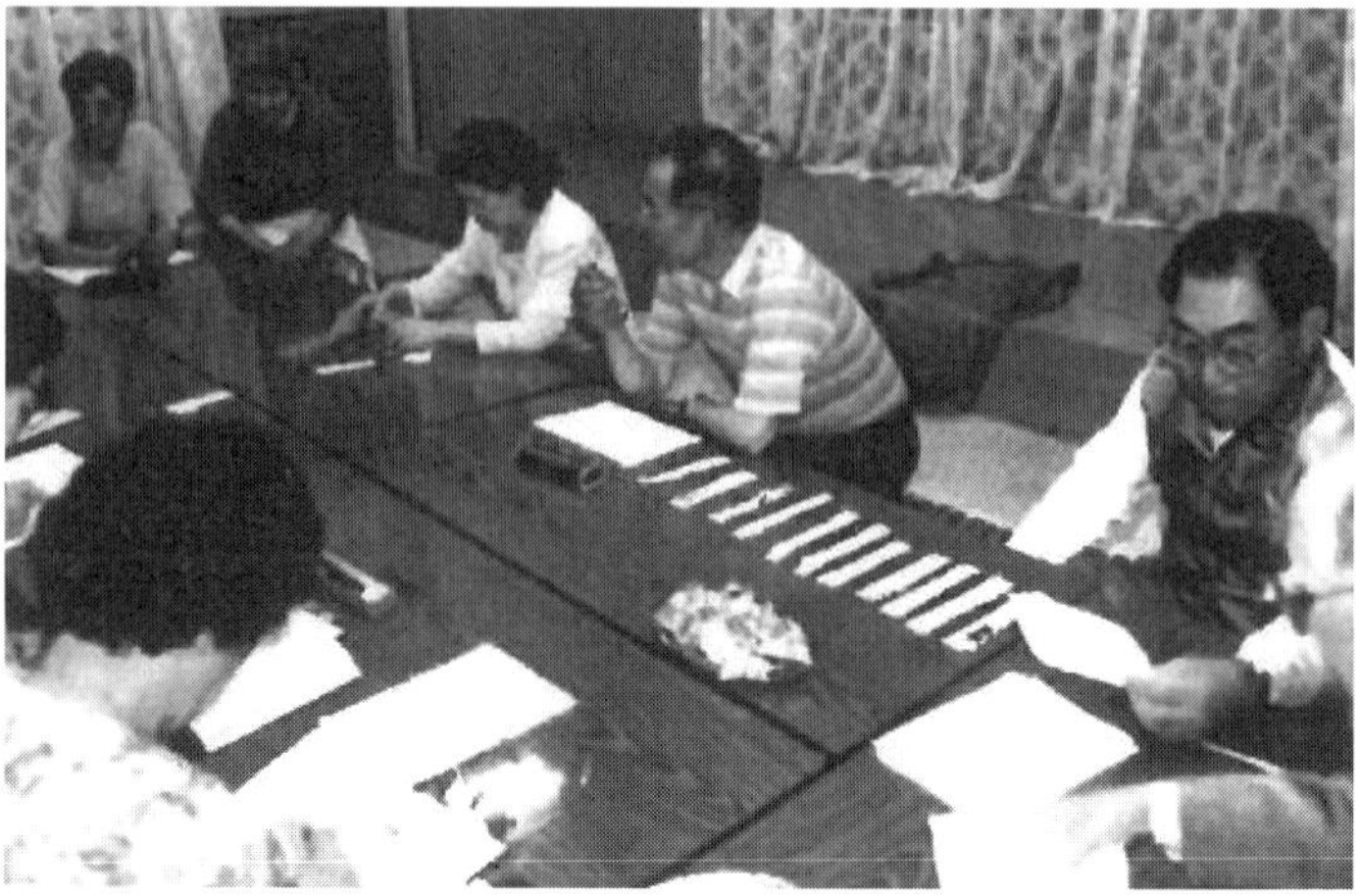

町会集会所での句会風景

と述懐する炉仙さんにとって、「俳句は人生の道づれ」である。

炉仙さんの病歴は、同居36年の実母を亡くしての半年後・70代後半より、もの忘れの症状が出てきたので、心配した奥さまがネットで調べて当院初診となる。その時の検査データは、認知機能検査の長谷川テストが19点（30点満点で軽度）、ＭＲＩ脳画像検査で海馬の萎縮あり、アルツハイマー病と診断し、抗認知症薬を開始。

治療と並行して俳句づくりは継続し、町内句会への参加が創作の原動力になっており、認知症進行予防にも効果が期待できると考えた。そこで「お作りになった句を、ご持参ください」と依頼し、受診3回目から書き写した俳句を5～6作持参。その後は毎月、自作の俳句を持参され、5年くらい続いた。その間の長谷川テストは、18点→21点→16点、5年目は23点と現状を維持していた。しかし、句友が入院するなどで町内句会が休みとなった以降は自作が困難となり、過去の作品のなかから選んで書き留めて、持参されるようになった。

炉仙さんの通院の中で私自身、「俳句づくりの力」を感じ、認知症の治療・進行予防・症状改善にも有効ではないかと思うようになった。また、俳句づくりには句会（社内・町内）も重要であり、「俳句の力」を認知症初期の方などへのデイサービス「和顔施」で発揮できればと、俳句作り・句会を提案することになった。

しかし、炉仙さんは認知機能の低下とともに受診7年ごろより俳句の持参がなくなった。その頃以降は長谷川テストが10点台前半（中等度以下）に低下し、俳句づくりは困難に。句会終了の影響が大きかったと思われる。また、けいれん発作や意識喪失発作（てんかん・脳梗塞など）が起きて病院入院となり、活動性が低下し、その後は施設入所となったのである。

炉仙さんの俳句づくりが「その人らしい生活を維持し、人生を豊かにする」ことに重なっていたと痛感する。

（「都政新報」連載⑥　2023年7月21日号）

アカシア会での自分史の試みと炉仙さんの俳句

日本学校俳句研究会代表　小山正見

松浦英夫さんの『花壇の香統べる三鉢のラベンダー』と題する小冊子を、大場敏明先生から頂いた。

この小冊子は松浦さんの自分史であり、大場先生が主導するアカシア会とデイサービス「和顔施」の取り組みの一つとして生まれたものである。

大場先生は、「平成二十二年から取り組んでおります自分史の作成は、アカシア会の根本理念である『その人らしい生活と人生をささえる』ことの実践です。これまでの人生を振り返り、ご自分の経験・思いを記録に遺し、ご家族・ご親戚・知人・友人へ伝えるものです。そして、私たち医療・介護職にも、学びたい人生の記録であります」と述べている。

老後の課題は、自分の人生を肯定的に捉えることであるとよく言われるが、人間の尊厳ほど大事なものはない。自分史とその作成過程を通して、ご家族もそして本人も自分の人生に対する自信と誇りが湧き上がってくるのは間違いない。

このことは、介護する側も介護される側も残りの人生を幸せに過ごす基盤となるものだと思う。

松浦さんの自分史の巻頭に一枚の写真がある。「平成21年　甥の結婚式にて」とのキャプションがあるご夫婦での写真だ。私はこの写真に見入った。凛として昭和を生き抜いた男の顔とそれを支え寄り添ってきた妻の姿があった。

松浦さんは、愛媛県の西条市で生まれた。昭和8年9月6日である。しつけの厳しい父母のもとで育った。体も大きく、中・高校時代は、エースピッチャーとして活躍した。苦学して工学院大学を卒業。

大学時代のアルバイト先で生涯の伴侶となる陽子さんと出会う。陽子さんは岩手県花巻の出身だが、英夫さん同様苦労して育ち、東京に出てきていたのだ。

英夫さんの父親の「英夫を頼むよ」の一言から、陽子さんは「私たち結婚するのね」と呟いたという。英夫さんの愚直さが伝わるエピソードだ。

結婚して2年後、英夫さんは三郷の東部製鉄に入社する。彼はここで頭角を表し、圧延部管理係長からマニラに新設した工場長などを歴任し、最後は子会社の東部大和興産の取締役社長として職を終える。

松浦さんの日常は、職場と家を規則正しく往復する模範的な実直な生活であったようだが、三つの楽しみがあった。それが、酒とゴルフと俳句だった。

俳句は小学校5年生から父親の利男さんより指導を受け始め、6年生で朝日新聞の俳壇に掲載されるという快挙を成し遂げた。父親の俳号の「遊仙」から一字をもらい、英夫さんは自分の俳号を「炉仙」と定めた。「炉仙」の「炉」は言うまでなく、製鉄会社の溶鉱炉の「炉」である。（以下、松浦英夫さんを炉仙さんと呼ぶ）

父親の遊仙さんには、次の句がある。

山綴る樹々それぞれに秋の色
ほととぎす山の真昼の閑けさに
子等巣立ち家守る老いの秋深し

（西条市制三十周年記念俳句大会句集　昭和46年発行より）

まさに本道を行く堂々とした俳句である。
炉仙さんは、その父親遊仙さんの背中を追いかける。
炉仙さんの句は、朝日新聞の朝日俳壇にも次の3句が採り上げられた。

新宿街騒に出て春の月
雨音の昔と違ふ梅雨の街
父の日や作務衣はにかみ袖通す

また、東武朝日新聞には20句もの作品が掲載されている。
その中には、

寒波来て母を気遣ふ妻も老ゆ

薫風や六十路の妻の耳飾り

など、奥様を気遣う句もある。炉仙さんの句の特徴は、自然詠だけでなく家族を詠んだ句が数多いということにある。それは、炉仙さんの人生が、家族を慈しみ、また家族に支えられてきたことを如実に表している。

ちなみに炉仙さんのノートには鉛筆書きの俳句が約１３００句もあったそうだ。妻の陽子さんがそのすべてをパソコンに打ち込み、その中の４００句が「松浦英夫俳句作品集」として自分史に掲載されている。

（編集に当たった故・橋本志眞彦氏が選に当たってくださった）

では、詳しく炉仙さんの俳句を見ていくことにしよう。

炉仙さんの句には、母親が数多く登場する。

うすものに替えてますます母老いぬ

炉仙さんは、父親の余命が短いことを知り、年老いた両親を三郷に呼び寄せた。父の利男さんの死後、母親の花子さんの老いも深まっていく。その母親へ向けた愛情がこの句に籠もっている。

夏痩せの母の杖の音廊長し

の句もある。

しかし、母親の花子さんはそれ以上に仕事の人であった。若い時は、料理に秀で方々から手伝いの声がかかる人であった。その腕は未だ衰えない。

竹の子と蕗の煮る母八十路なり

母の手や糠味噌黴ぬ昔から

初秋刀魚母老練の姿寿司

いくつになっても母親の味は格別である。
そして、

母仕切る女系家族の雛飾り

松浦家における花子さんの位置がこの一句に表されている。
炉仙さんは、

車椅子の母を連れ出す花見かな

と親孝行を欠かさない。
母の思い出は、柿の思い出でもある。

柿を剥く九十路の母の指の皺
浄土より母の来そうな柿の渋

事実を淡々と記しただけで母親への炉仙さんの思いが募ってくるのがわかるであろう。俳句は、心の内を書かないことを原則としている文芸だが、そのことによって余計に思いが伝わってくるのが不思議と言えよう。

お孫さんを詠んだ俳句も数多い。

炉仙さんは、お孫さんが大好きだった。お孫さんが来るのが待ち遠しくて仕方なかったようだ。

孫ら来い聖夜のケーキ予約せり

孫ら来てまあ賑やかな花の春

しかし、来てみるとなかなか大変。

子等の来てそれぞれの孫蝉時雨

預かりし孫持て余す遅日かな

孫寝たか首上げて見る余寒かな

子どもは、騒がしいし、じっとしていない。相手をするのも結構難しい。心配も尽きない。

それに、

子は叱り孫は怒れぬ木守柿

私も孫を持つ身としてよくわかる。

駄々こねて晴れ着に靴はく七五三

の句もある。

お孫さんの様子もよく捉えていると言えよう。

燥ぐ子のあっけらかんと昼寝顔
孫の絵のママか南瓜かピカソ風
葱坊主腕白な児の口尖る
着ぶくれて小さき顔なほ小さき目

しかし、そのお孫さんが成長し、修学旅行から帰ってからのことだろうか。

みやげにと孫の手より京扇子

炉仙さんの喜ぶ顔が目に見えるようだ。
家族団欒こそ、炉仙さんが一番望んでいたことだろう。

咲いて知る桜あふるる我が住処
孫ら来てまあ賑やかな花の春
八十も二十も混じる花の宴

手放しの喜びが表現されている。何という幸せがここにあることか。

そして、この幸せを支えたのが妻の陽子さんだった。

炉仙さんがいかに陽子さんを頼りにしていたかは、次の句からも容易に読み取れる。若い時は「俺について来い」とばかりに、

みな寝てる吾の運転春の旅

だったものが、

運転は六十路の妻のサングラス

に変わった。

熱燗の加減のわかる妻老いて

職退いて妻にしたがふ女正月

もちろん、炉仙さんも奥さんを心配し心遣いをしている。

臥す妻を窓辺に寄する良夜かな
初富士や土手のこの位置妻を呼ぶ

炉仙さんは、さりげなく陽子さんを見ている。

ハイヒールかかとに僅か春の泥
七変化赤く染めたる妻の爪

そして、

山里は妻の生国栗届く

と喜びを露わにしている。それほどまでに陽子さんを気にかけていたのだ。
それにしても炉仙さんは、陽子さんに本当に惚れ込んでいたのだ

林檎よく磨けば映える妻の笑み
木の実踏み妻は少女の顔になる

なんとも羨ましい夫婦と言うしかない。
この二人を最もよく表しているのは次の句である。

気に合ふも合はぬも二人冷奴

長い結婚生活はいつも順風満帆だったわけではないだろう。それでも一緒に家庭を築き、「桜あふれる我が住処」を共に作ってきた感慨がこの句によく表されていると思った。
炉仙さんは、寡黙な人であった。「好きだ」とか「愛している」という言葉を発したこと

はないと自分史にはあるが、反対に俳句では実に饒舌である。愛を率直に表している。口で言うのは恥ずかしても、感謝を、そして愛をさりげなく表現できるのが俳句である。まさにコミュニケーションツールと言ってよいだろう。

炉仙さんの句は、俳句が人生を支え、家族を支え、コミュニケーションを広げる有力なツールとなっていることを如実に表している。

アカシア会は、今でも継続して俳句に取り組み続けている。それは炉仙さんの存在抜きには考えられない事実だ。

（炉仙さんは、連載⑥の「俳句づくり・趣味活動が人生を豊かに」に登場）

小山正見（おやま・まさみ）＝１９４８年、神奈川県川崎市生まれ。東京都公立学校教員を経て、２０１０年、江東区立八名川小学校長を最後に退職。その後、江東区教育委員会俳句教育推進担当として多くの小中学校で俳句教育を推進。２０１１年、「梓」俳句会入会。２０１２年、日本学校俳句研究会設立。著書に『どの子もできる10分間俳句』『楽しい俳句の授業　アイデア50』（ともに学事出版）、句集『大花野』などがある。現在、「梓」俳句会同人、現代俳句協会会員、日本学校俳句研究会代表。

もの忘れ外来・コロナ禍の診療風景

認知症専門デイサービスで俳句づくり

アカシア会の認知症専門デイサービス（通所介護事業所）・「和顔施」では、句会（以下、デイ句会）を開いて俳句づくりを行ってきた。２０１４年から7年間、日本伝統俳句協会・元埼玉部会長の萩森好絵先生の指導で、認知症の方たちに俳句づくりに挑戦し、楽しんでいただいてきた。しかし、コロナ禍の3年間は対面での句会は困難になり、ファクスを使っての俳句づくりを続けている。

■「和顔施」の文化活動

２０１３年に開所した「和顔施」は、初期認知症の方を対象としたデイサービスである。初期及び若年性の人が通いたくなるようなデイを目指して、多彩な文化活動プログラムなどを用意したケアに取り組み、その一つが「デイ句会」である。

基本理念は、認知症になっても特に初期の方は多くが保たれている知的・文化的能力と生活力の回復を目指し、「その人らしい生活と人生」を引き続き送ることができるよう支援することである。すなわち、生活の術を思い起こし再度の発揮を支援し、またその人らしい文化的な取り組みを大切にし、多彩な趣味等の活動を通して楽しく豊かな人生を歩む支援である。

用意したプログラムから利用者が各々当日の活動内容を自己選択・自己決定し、取り組んでいく。プログラムとしては、手芸（パッチワーク・編み物）・木工（竹細工・花壇の札作り）・園芸（庭の手入れ・花壇作り）・施設菜園（野菜作り）、また指導者をお願いして書道・俳句・絵画・手芸・生け花・絵手紙教室なども開かれた（現在はコロナ禍で休止）。

これらの活動で作り上げた作品は年２回発表の機会を作り、市民文化祭への出展及び「和顔施」作品展を開催している。

■「和顔施」でのデイ句会

萩森先生の指導では、季題（季語）を大切にし、そこから回想法につながる手法も生かしながら、楽しく笑いが出てくる句会を実現している。この句会は利用者が楽しみにされて、全くの初心者が多い中でも作品が生まれてくる。その俳句作品が毎年の当法人のカレンダーに掲載されることで、デイ利用者自身の喜びや励み、そして大きな楽しみになる。萩森教室は楽しく笑いがあり、かつ参加者との人間的な交流も深められる。

デイ句会の特徴・指導での工夫は、①季題の事前提案②俳句カルタを皆で楽しむ③季題を巡り回想法を使って各人の体験・思い出などを出し合い、俳句作りに取り組むことである。

■俳句づくりの実際と回想法

句会の数日前に、萩森先生から取り組む季題一覧表をファクスしていただく。すぐにイメージできない花などは事前に用意し、室内に飾っておく。行事や昔遊び等、すぐには思い出せないものも実物か写真を用意。

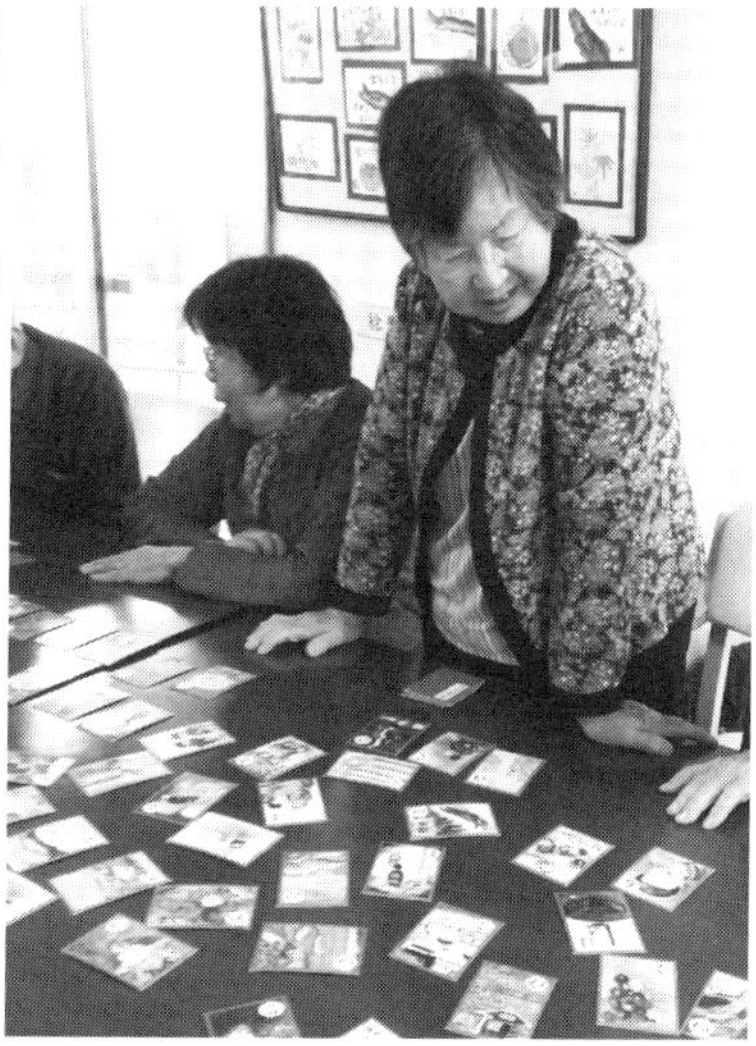
俳句カルタを楽しむ利用者

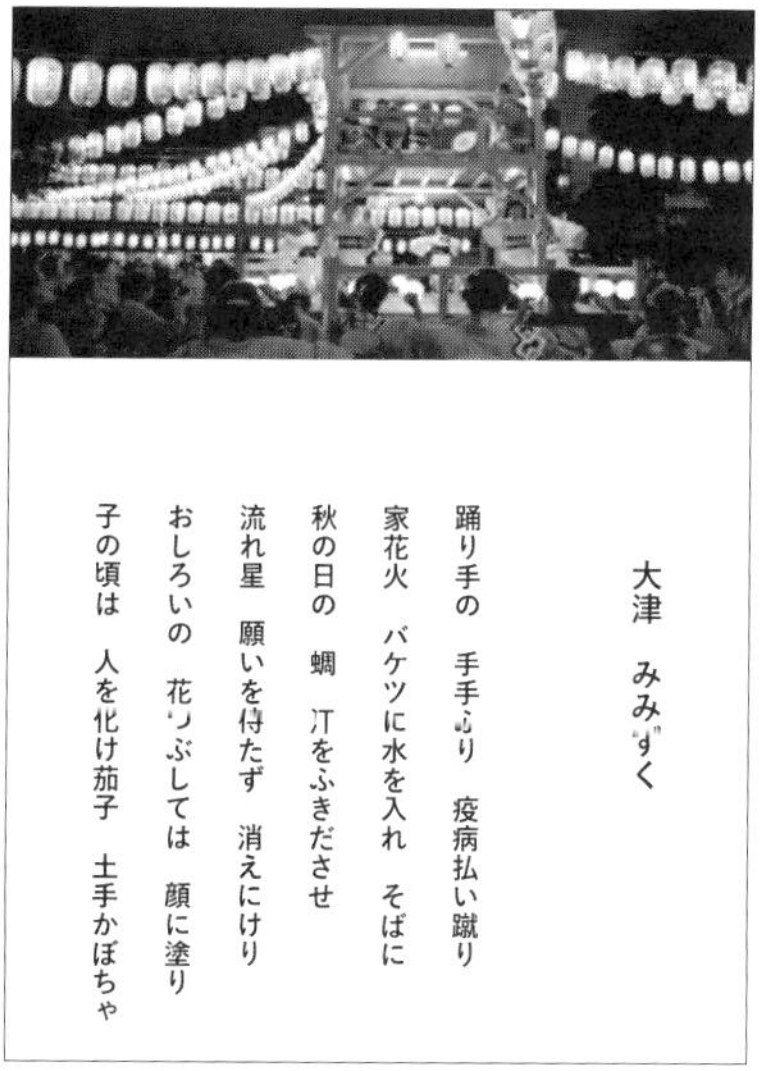

大津　みみずく
踊り手の　手手ふり　疫病払い蹴り
家花火　バケツに水を入れ　そばに
秋の日の　蜩　汀をふきださせ
流れ星　願いを待たず　消えにけり
おしろいの　花つぶしては　顔に塗り
子の頃は　人を化け茄子　土手かぼちゃ

写真付きのカードになった自作の俳句

句会当日は、前月に皆さんが作成した俳句を先生が写真入りのカードにして持参。自分たちの俳句が素敵なカードになり、プレゼントされることが大変うれしく、笑顔あふれる時間となる。配られた自分の句をひとりずつ順番に読み上げ、先生から講評され、周囲から感心され、褒められるので、自信につながる。

次は俳句カルタとりに白熱する時間。正岡子規のカルタを先生が2組用意し、テーブルを2台つなげて絵札を広げる。2組あることで札を取れる人が2人になり、偏りが出にくいという大きなメリットがある。

俳句カルタが終わると、いよいよ季題一覧が配られて俳句作りが始まる。一覧を見てすぐに取り組み始める日もあれば、「草笛を皆で鳴らしてみましょう」と遊びから入ることも。俳句づくりにおける支援では、「俳句は難しい」と感じる利用者が取り組みやすいような環境を意識して作ることがポイント。実物を用意したり、思い出話の傾聴支援で言葉を引き出すことで、その方にしか作れない句ができる。

■俳句づくりと認知症ケア

俳句というと「難しい」「やったことがない」と口々に言われる。季題にまつわる思い出話を引き出すことで、日常の会話の中で聞くことがなかったその人の生活歴や成育歴がよみがえる、まさに回想法である。回想法につながる俳句作りの一コマ一コマの利用者の顔はとても生き生きとし、普段あまり話さない方までもたくさん話してくれる。

認知症が進んで言葉の数が少なくなった利用者からも、俳句作りの際に聞き取った「季語」がキーワードとなり、普段の会話では聞けない記憶の深い部分の話を引き出せる。結果的に、その人の人生経験がにじみ出るその人にしか読めない俳句が出来上がる。

出来上がった俳句は、その方にとって真に心地の良いものになり、何度も読み返し回想できる。またスタッフにとっても、俳句づくりを通して、その人の生活歴や生活環境、人生をより深く知ることで、その人の好む支援、安心する支援につなげることができる。

コロナ禍においても先生の協力で、通所の中で利用者が作った俳句をファクスし添削をして返信をしていただく形で取り組みを継続できている。

（「都政新報」連載⑦　２０２３年７月25日号）

デイサービス「和顔施」での俳句づくり

日本学校俳句研究会代表　小山正見

アカシア会の大場先生からデイサービスでの俳句の指導を頼まれたのは、２０２４年の年が明けてからだった。私が学校で子どもたちの俳句の指導を続けているのを知っていたからだろう。

アカシア会の俳句の指導は、ずっと萩森好絵先生が続けてこられた。

萩森先生には長年の俳句歴があり、俳句の本家高浜虚子の立ち上げた「ホトトギス」の同人で、日本伝統俳句協会・埼玉支部の部長を務められていた。

毎月1回、萩森先生のご指導は続けられた。まず仲良くなるところから始まり、俳句カルタを使うなど「俳句を楽しく」という工夫を続けられた。その成果は、大場先生と萩森先生の共著『認知症ケアと俳句の力』（現代書林刊）に詳しい。

早速、3月にデイサービス「和顔施」で第1回目の俳句会を行った。

私は長年、子どもの俳句に関わってきたので、その経験を生かすことができればいいなと思った。「立派な俳句」を作るというより、俳句作りを通して楽しい時間を過ごすことができればよい。そう考えると気軽に取り組めるのではないかと考えた。

とは言っても、果たしてどうなるだろう。一抹の不安を抱えながらデイサービス「和顔施」のドアを開けた。すると、最初から皆さんが温かく迎えてくれて、ほっとした。

これまでの、萩森先生とスタッフの方々が作り上げてくれた俳句教室のおかげだと思った。

第1回目は3月7日だった。

「俳句は、五・七・五の三つの言葉でできているんですよ。その中の一つは季節の言葉〝季語〟です」

簡単に俳句の説明をする。

「今、季節は？」

と聞くと、首を傾げている方もいるが、「春」と出てくる。

「そうですね。春。今は春の朝ですね。そうすると、五七五のうちの一つは『春の朝』で決まります」

「あと二つ言葉をつむぐと俳句になります」

ところで、

「今日の朝、何を食べましたか？」

と聞くと忘れている人もいるので難しいが、

「食べたいのは何？」

と聞くと色々出てくる。

納豆、目玉焼き、のり、味噌汁など。子どもだと「パン」が圧倒的だが、お年寄りに欠かせないのは、味噌汁である。

「お味噌汁に何入れるの？」

と今度は聞いてみる。

「豆腐かなぁ」

「もう俳句ができるよ」

味噌汁にお豆腐入れて春の朝

笑いが起きる。

「私はミツバ」

「じゃあ、味噌汁にミツバを入れて春の朝だ」

「入れてじゃ同じだなあ」

誰かから「散らして」という言葉が出てくる。

味噌汁にミツバ散らして春の朝

参加者から出た言葉をつなぎ合わせて返していく。これが私の役割だ。
スタッフの方は利用者さんの側について
「どんなお味噌汁が好き？」
と聞いていく。出来た俳句をスタッフの方が模造紙に次々に書いていく。自分の句が書かれると、参加者の方々は嬉しそうな顔を見せる。

このやり方でできそうだと次第に思えてきた。

「今日は春だけど寒いですねえ。こういうのを『寒戻る』と言います」

「寒さが戻ったらどうしますか？」

すると

寒戻るだからコートを着てきます
寒戻るだけど子供は鬼ごっこ

本当ならば、一人ひとりに自分の句を書いてもらいたいところだが、それが大変な人もいる。苦痛になってしまうこともあるので、記録はスタッフの方に頼ることにした。

ひな祭りや桃の花に話が移ると、

桃の花今日はやっぱりちらし寿司
妹の十二段あったひな飾り

などの俳句が出される。中には、こんな句も。

嫁いびりひなけなされた昔かな

色々な思い出があるものだ。

たった1時間だったが、その中で提示された季語や題材を媒介にして、さまざまに頭が働き、思い出を語り、みんなで笑い合うことができた。

一番は「笑い合う」ことだ。できるだけ負担をなくし、言葉を媒介に気持ちや思い出を引き出し、笑い合える時間を作る。展望が見えてきた。

それから毎月一度、「和顔施」を訪れた。6月からは二つの事業所の合同になったので、人数は倍になったが、和気あいあいと続けることができている。

8月は、太平洋戦争の終戦の月だ。そこで戦争中の思い出を語ってもらった。灯火管制で電球に風呂敷を被せたとか、B29との空中戦を見たとか、疎開で苦しい思いをしたなどがさまざまに語られた。貴重な証言である。これらも句にまとめた。

食べ物は芋ばっかりや終戦日
日盛りにＢ29は空を飛ぶ
電灯に風呂敷かぶせ終戦日

俳句は短い。だから小さな呟きも作品になる。作品を書いて飾ったり、人に見せたりすることもできる。家族の方々にも報告して喜んでもらうこともできるだろう。お絵描きやカラオケも楽しいが、俳句には文化の香りがするし、ちょっと高尚な感じもする。デイのお年寄りには、無理と考えている方も多いかもしれない。しかし、やってみると意外とできる。

俳句からは、お年寄りの利用者さんの、これまでの人生での経験や知恵が垣間見える。このことが、「尊厳」を自他ともに認めることに繋がるように思う。また、俳句づくりの中で人生を思い出し、頭をフル回転させることが「回想法」のような役割を果たすことになるかもしれない。

何より語り合い、笑い合う時間そのものが人生の幸せの一コマである。

デイサービス「和顔施」で感じたことは、利用者さんの側に寄り添い、言葉を引き出してくださっているスタッフの方々の力の大きさだ。

デイサービスの利用者のお年寄りでも「俳句はできる」という、アカシア会の利用者さんへの深い信頼と、支えるスタッフさんの寄り添う姿勢が、「俳句づくり」を可能にしていると強く感じる。

私も気力と体力の続く限り応援していきたいと思っている。

「和顔施」のある日

赤佐鏡子（「和顔施」の利用者さん）

和顔施！　〝わげんせ〟、私はこの漢字が好きだ。音もいい。〝ワゲンセ〟と唱え、今朝も天国の夫に挨拶し、お迎えの車に。

「おはよう！」

友らの声が「和顔施」室内に響き合い、笑顔の語らいが始まる。ガラス戸の外には、緑の木々にアゲハ蝶も訪れる。もみじも色づき、青空も高く、隣の施設の方々がガラス越しに映る。

この時、私は〝今日のしあわせ〟をゆっくり感じる。

朝の室内体操には、心なしか気合がこもる。天井に振り上げた両の腕は、肘が曲がり、しわだらけだが、皆、懸命さがみなぎる。私の曲げた腰は、指先を伸ばしても床どころか足首にも届かない。が、しかし、ここも頑張る。友の姿がそこにあるから――。

秋晴れの今日、揃って散歩。転ばぬ先の杖。めっきり脚力の弱った私は、手押し車に休憩用のパイプ椅子を載せ、押させていただく。かつて、乳母車（現在の我家の主を乗せ）を夫と共に押して散歩した時のように。

路々の落ち葉は、自然の移ろいを届けてくれる。うす緑黄色の一葉を、そっとポケットに。天国の彼へのおみやげ……。山岳部で活動し、こよなく自然を愛した夫の笑顔が見える。

側壁のアリの行列に思わず目が留まる。やっぱり友らと散歩しているのか、我らのように。♪あんまり急いでコッツンコ♪と、つい口ずさんでしまう楽しいひとときでもある。

公園の木々は、あくまでも高く、葉をくぐりぬけたスズメが青い空を横切る。並んでパイプ椅子にどっかり座り、心づくしの冷えた麦茶をいただく。〝楽しく生きる！〟を今もまた実感した。感謝の散歩であった。

文化祭出品にむけて、うさぎ歳生まれの私がつくったささやかな作品〝友だちうさぎちゃん〟が、赤い目をくりくりさせてお留守番。「おかえり！　いいお散歩だったね」と迎えてくれた。

今日も、強く生きている！　生きる喜びを支えてくださった指導員方々の愛と熱意に感謝！　心よりありがとう！　そして、幼児が保育園・幼稚園で友と交わり著しい成長をとげるように、多々人生経験を経てきた私もまた、この「和顔施」での日々の中で、今なお〝人生の成長〟をとげていくと思う。

鏡子さんにインタビュー

和顔施で「楽しく生きる」

「和顔施のある日」は、この本をまとめる際に大場院長から依頼され、鏡子さんが原稿用紙にしたためたものだ。しっかりした字で、漢字の間違いなどはなく、何よりも瑞々しい文章に感嘆する。とても85歳になる方の文章とは思えない。以下、鏡子さんにインタビューに応えていただいたが、声も張りがあり、若々しい方だった。

夫ともども小学校の教員を務め、鏡子さんは40歳くらいで職を辞したが、夫は校長を務めて定年退職した。穏やかで優しい人だったという。学生時代は山岳部に属し、自然が大好きだった。病に伏した夫を、鏡子さんは付きっきりで1年くらい在宅で看病し、自宅で看取った。

息子さんとは結婚後も同居し、お嫁さんやお孫さんと楽しく住んでいるので、ひとりっきりではない。それでも、パートナーに死なれるというのは大きな穴が開くと鏡子さん。しかし、2、3年前から「和顔施」に通うようになり、心も体も元気になった。「生活リズムが生活に合っている。生き生きしています」と笑顔を見せる。

「和顔施」は民家のようで、こじんまりしていて、利用者同士が仲間になるにはちょうどいい人数といい、週に3回、朝から晩までを過ごし、食事を共にし、ラジオ体操や散歩をしたり、手芸や絵画、俳句などの楽しみもあると話す。特に、三郷市民文化祭に出品するために人形を作ったことが楽しかった。鏡子さんの文にある〝ともだちうさぎちゃん〟がそれで、「昔から手先はぶきっちょだが、そんなことは感じないで上手ではないけど皆と一緒に完成させる楽しみがあった。皆のたくさんの作品も楽しませてもらった」と笑う。

「和顔施」のスタッフさんに話を聞くと、ご主人を思った俳句をよく作っていて、表現が素晴らしく、よく考えているのを感じるという。漢字もスラスラと出てくるのだと。「心も身体もとても元気で、生き生きされています」。「和顔施」に通い始めた頃に比べ、すごく引き出しが開いてきているとも感じるそうだ。「元々、たくさん引き出しはあったと思うが、埋もれていたものが色々なきっかけで開いてきたんだと思います」。作品作りでバランスや構成を考えたり、表現する時の言葉の使い方など、自分で理解しながら形にしていこうと脳を使い、良いものにどんどんレベルアップしているのを感じるそうだ。

そんな話を聞いて、すかさず「照れること言わないでよ」と反応する鏡子さん。スタッフさんが続けて、「能力は高くてもおごらない方なので、潤滑油というか皆さんを良い気持ちにさせてくれます」と言うと、「ありがとう」と笑顔を向けた。

〝楽しく生きる〟――「和顔施」に通所してから、この思いが一層強くなったのだという。すぐそばに花が咲き、鳥が飛んできて、常に自然と接する環境で、自然が好きだった夫のために、ドングリやイチョウの葉っぱを拾っておみやげにしたりして、いつも夫に話しかけている。心の中にはいつも夫がいるという。「元気でいられるのは和顔施のおかげ。和顔施と私と夫がつながっている」

家ではお孫さんと一緒で、お嫁さんは優しく、何不自由なく伸び伸び暮らしている。

それでも「和顔施」に来ると、一日一日が大事な日だったと思えるような体験をさせてもらっているのだと。「年を取って思うことは、人間は個人でも生きていけるけど、やはり集団の中、年をとっても人間の中で育つ部分は大きい。日々、感動があり、いい日々を和顔施で過ごさせてもらっている」と強調する。

「和顔施」で楽しいことがたくさんあり、家でもお孫さんたちが内孫も外孫もきょうだいみたいに仲良く交流しているのを見ると、良かったなあと感じるのだと。きょうだいが少ない時代だが、外孫が3人、内孫が2人、本当に仲が良いという。また、大学生の男のお孫さんは優しくて、手をつないで買い物に連れて行ってくれるのだと嬉しそうに話してくれる。

鏡子さんは、共働きの息子夫婦に代わって内孫の面倒を見てきた。孫が寝入るまで、毎日ずっと読み聞かせをしたという。「愛情をもって幼い時から交流を深めていけば、大きくなって悪くなるようなことはないと思う」

息子は厳しく、ぶつかることもあるが、遠慮して縮こまっているより言いたいことを言うようにしている。思ったことを何でも言い合える関係という。「お互いに心得るところは心得て、出せるところは出すほうがよい」と話してくれた。

鏡子さんは、「和顔施」の取り組みをすごくいいことだと強調する。「子どもにとって集団は大事だが、高齢者もまた集団が大事。家に閉じこもっていないで、外に出て人と接する。そうすると考えるし、年をとっても体験することが多い」と言うのだ。

「これからも元気で長生きするために、和顔施さんに伺うこと自体が私の夢を実現していることになる。こういうところに来られる高齢者は本当に幸せだと思う。そのためにも歩けることがまず基本。足を鍛えなくては駄目。今は道が開けて、どこまでも歩けそう。大場先生に感謝、感謝です」

もの忘れ外来・コロナ禍の診療風景

認知症デイでの絵手紙教室で普及活動

■絵手紙発祥の地を見学

近年、「絵手紙」は広く普及し、愛好者が100万人を超えると言われている。しかし、絵手紙発祥の地が東京都狛江市だとはあまり知られていないように思われる。

先日、絵手紙作品を中心に市内全域を「まるごと美術館」とする事業に取り組んでいる狛江市に見学に行ってきた。アカシア会のデイサービス「和顔施」で絵手紙教室を指導いただいているHさんと娘さん、そして介護部幹部が同行した。

狛江市が発祥の地であるのは、同市在住の故・小池邦夫氏（日本絵手紙協会名誉会長、

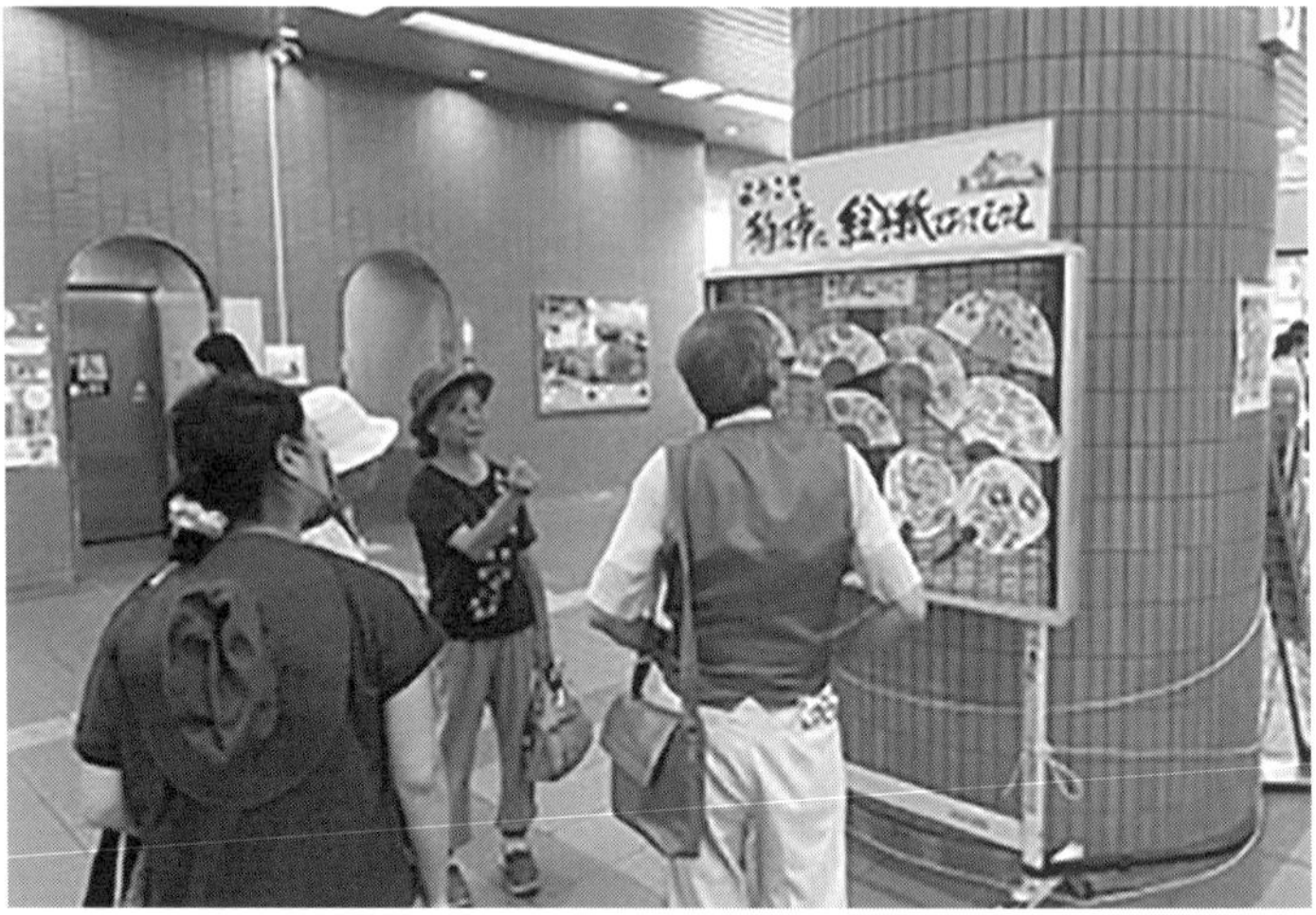

狛江市で絵手紙展を見学

２０２３年８月末ご逝去）が、１９８１年に講師として日本で初めての絵手紙教室を開催したことによる。

その後、書籍の出版、絵手紙展の開催などを経て、多くの絵手紙ファンが狛江から全国に広がっていった。小池氏の著書『はじめての絵手紙百科』（主婦の友社刊）では、最初のページに「ヘタでいい、ヘタがいい」と絵手紙のモットーが述べられている。これは、次のページの「楽しく続けるための絵手紙５ケ条」の第１条にも述べられ、「素直な気持ちでかいたものは、たとえヘタでも相手の心に響きます」と小池恭子夫人が解説されている。

「狛江市まるごと美術館」事業では、市

施設、駅、郵便局、商店、道路、マンホール、巡回バスなど市のあらゆるところに様々な形の絵手紙を展示し、気軽に絵手紙を見て触れて感じられる環境づくりを進めている。２００７年度に「絵手紙発祥の地　狛江」が市の事業となり、さらに21年度から絵手紙を中心とした「狛江市まるごと美術館」事業が始まったという。

狛江市に来るのは初めてというＨさんは、展示されているたくさんの絵手紙の前で「ありのままがいい。できるように描くといい」と楽しそうに語っていた。

■絵手紙教室で指導

もの忘れ外来通院のＨさんに絵手紙教室指導をお願いしたのは受診2年目だ。教室開始2年半後にはコロナ禍により休止となったが、今年から再度指導をお願いしている。

当院初診は7年前であり、もの忘れ・勘違いが増えて困っていると、ご主人と娘さんに付き添われての受診だった。初診時の検査では、アルツハイマー病（ＡＤ）の所見（記憶の中心部・海馬等の萎縮）はないので投薬せず、脳トレ・運動を奨励し、3カ月ごとの経過観察としていた。しかし6年前ごろには症状の進行傾向が止まらず、脳血管性認知症疑

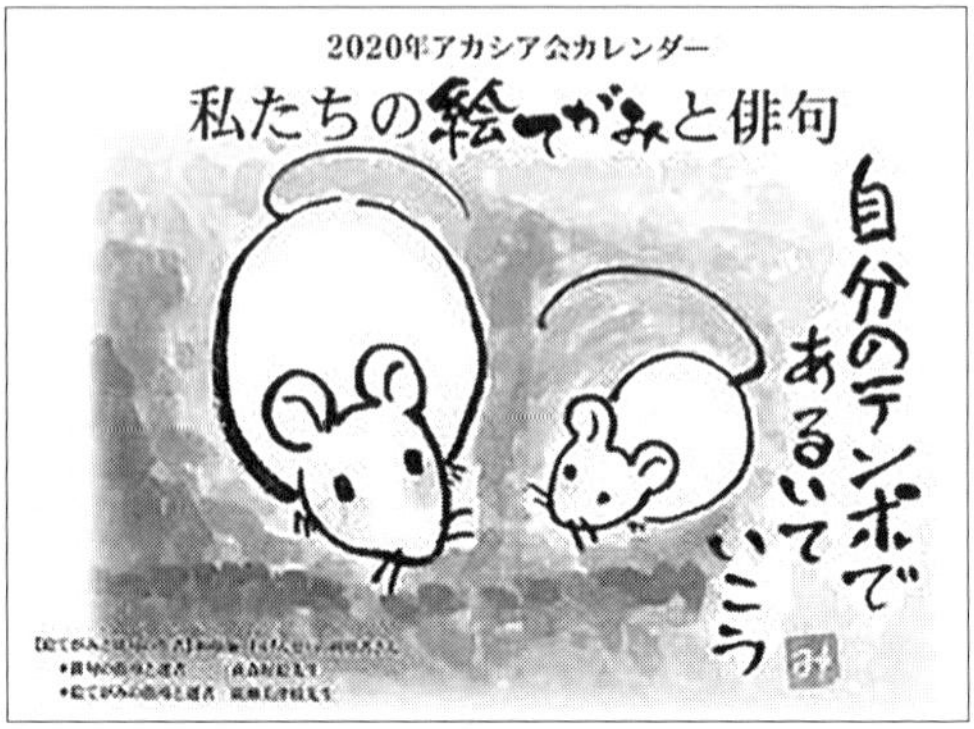

2020 年アカシア会カレンダー

いにて脳循環代謝改善薬の使用を開始。そして3年後ごろの4回目の画像診断でＡＤ初期の所見が認められ、抗認知症薬の開始となった（症状進行にはコロナ禍の教室休止の影響もあったかもしれない）。

絵手紙教室の話が出てきたのは初診から8カ月経った頃で、市内で教室を持ち指導されているとのこと。では当法人のデイサービス「和顔施」での絵手紙教室指導をと依頼し、毎月受診日にデイでの指導開始の運びとなった。家族によると、実はＨさんは絵手紙教室を計5カ所で指導しており、Ｋ病院友の会では13年も教室を続けていたという。

4年前には絵手紙教室の一環として、アカシア会のカレンダー作りにも取り組んでいただいた。毎年恒例の法人カレンダーだが、２０２０年は「私たちの絵てがみと俳句」として表紙などはＨさん作で、「自分のテンポであるいていこう」がタイトルだった。

絵手紙教室の様子について、和顔施スタッフは「Ｈ先生は物腰が柔らかいため、利用者の皆さんが構えたり緊張することなく安心して会話をしています。利用者さんの中には、絵が好きな方はすぐに筆をもちますが、ヘタで良いと言われても描けないわと言う方もいます。その時、Hさんは『ぜひ描いてみて、ヘタで良いのよ』と言われます。その声で、職員が率先して苦手な方の隣で絵や言葉を描き、参加します。職員ができるだけ下手に描いてみたり、面白おかしく会話しながら目の前のハードルを下げる。遊びでやろうかなと雰囲気を作るのは、職員の動きとして大切だと思います」と話す。

■ヘタでいいヘタがいい

新型コロナが5類に移行した本年5月の診察後、H先生が「和顔施」に来所。職員と過去の絵手紙やカレンダーを見て談話し、6月から絵手紙教室再開となった。娘さんに協力いただき、見本持参（6月は、あやめ・そらまめがテーマ）。絵手紙活動にスムーズに入れるよう、先生の来所前に畑の野菜（きゅうり・ミニトマト）を題材に絵手紙を進める。

娘さんに付き添われてH先生が来所。古くからいる利用者は「久しぶりね」と笑顔だが、先生はどうも思い出せない。職員が先生を紹介しながら絵に対する助言をもらう。質問と違う返答も出たりするが、「先生がいるから良くわかる」と喜ぶ人も。H先生は「久しぶり」と言われても戸惑ったり、娘さんを探す様子も見せる。利用者が野菜を描いていても持参した見本を配ったりと食い違いもあるが、わかることを繰り返しアドバイスする。「ヘタでいい、ヘタがいい」と笑顔で繰り返し助言している。

（「都政新報」連載⑧　２０２３年10月10日号）

もの忘れ外来・コロナ禍の診療風景

日記が生活と人生を支える元スポーツウーマン

Yさん（80歳後半）は12年来、当院もの忘れ外来に通院されている。近隣市のケアハウスY苑に住まわれ、娘さんが足しげく通って支えておられる。コロナ禍では面会できなくなることが続き、外来通院も電話再診中心になりがちであった。また、外出も減って苑内に閉じこもりぎみとなり、骨折事故にみまわれた。手術を受けて入院生活となったあと、コロナ制限が緩和されて通院再開となった。この間日記書きは継続し、実に50年にも及んでまさに生活と人生の支えになっている。

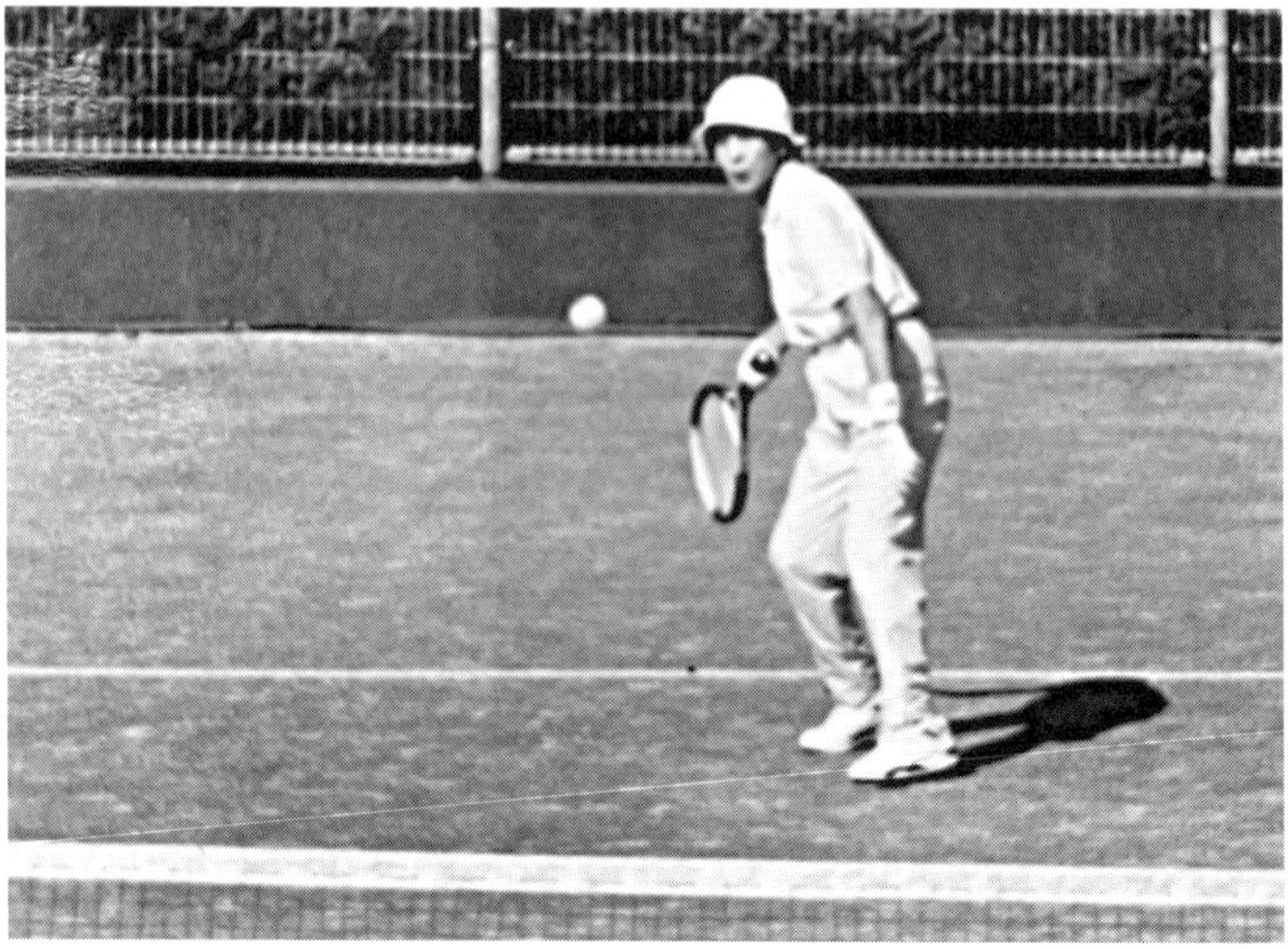
テニスに打ち込んでいた頃

70代半ばまでテニスに打ち込んでいた元スポーツウーマンで、見るテレビもスポーツ観戦が多かったようだ。散歩は入居後も日に40分くらい、苑の友人とともに出かけ、ヨガにも毎週通っていた。私の勧めもありデイの利用も開始していたが、身体の弱い高齢者が多いのでつまらないとぼやいていたとは、Yさんらしい。

■入院中も日記書き

一昨年の9月、コロナ禍で運動不足の中、椅子に乗って高いところのものを取ろうとして転倒、右大腿骨頚部骨折を受傷。市立病院に入院、手術を受け、リハビリ病院へ転院、退院まで3カ月の入院生活を過ごした。娘さんのノート差し入れで、また日記を書き始めたYさん。リハビリ以外の時間もずっと書いていたようで、それが入院中の楽しみにもなっており、まさに日記が生活を支えた。

「入院中、ある程度回復してきた時にコロナで面会もできなかったので、退屈だろうということとボケの進行予防のために、ノートを差し入れた」と娘さん。

50年前から日記をつけているが、10年以上前からはバインダー式の大学ノートに書き留めている。以前は就寝前に書いていたが、最近は思いついたら書き留める随時記入となり、1日何回にもなるという。昼間からデイの時でも書いており、時々の気になることや印象に残っていることを書いているのである。

娘さんは「今はとにかく1日にあったこと、人から言われたことを忘れないようにと記録しているという感じです。もの忘れがだんだんひどくなってきているのも自覚しているので、よく読み返しては思い出そうとしています。あと、テレビで気になったこととか、昔から健康オタクだったので体にいいことなどをメモしています」と語る。

14年前に他院でアルツハイマー病と診断され、アリセプト投与は徐脈になったので変更となり、メマリー内服継続で外来通院されている。もの忘れが進まないかと娘さんが心配

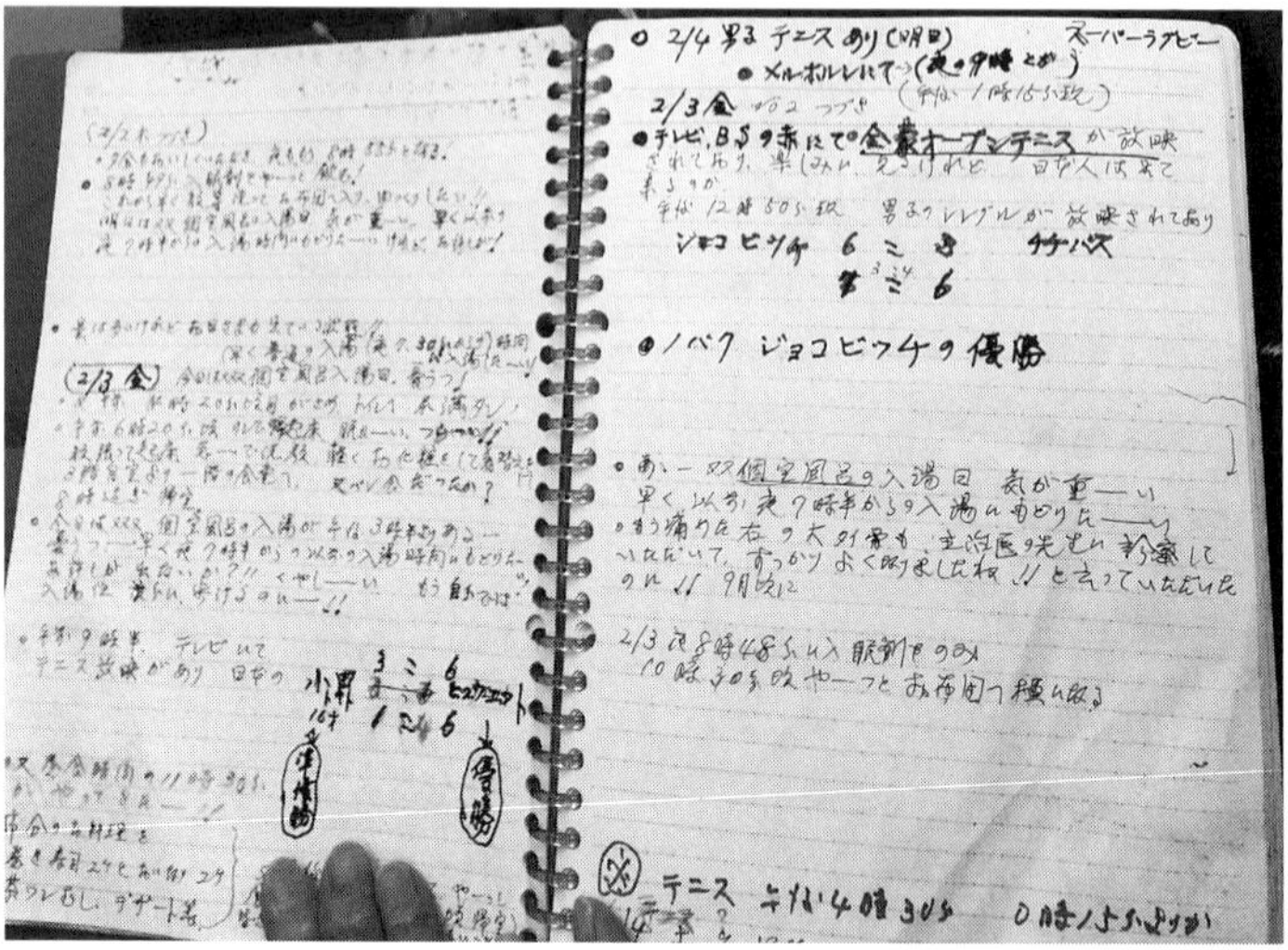

バインダーノートに書かれた日記

されるので日記を勧めたところ、以前よりしっかりと書いていると知ったのは初診2年目の頃である。毎回、日記のことが話題になる中、「では見せていただいてもよろしいですか」とお願いすると、次の外来から日記を持参いただくようになった。大学ノートに数ページも書かれており、「立派に書かれていますね」と感嘆する毎回の外来である。

■日記研究のインタビュー受ける

東京都健康長寿医療センター研究所で研究職を務める津田修治先生から、認知症の方の日記の研究を行っているが、日記をつけている方を紹介してほしいと依頼があった。早速、Yさんと当シリーズ2回目で触れた元病理医のお二人を紹介し、2年前の春、津田先生と私でY苑に伺い1時間余のインタビューとなった。

研究では8人にインタビューし、どのように日記をつけて、どのように見返しているかを教えていただいている。そして、認知症の人たちが日記をつける場合、どのような意味があるのか特徴を探り、次の点をまとめている。

（1）日記を通して、生活の中で様々なことを忘れている事実や、もの忘れのために社会的に不利な立場になった経験など、認知症とともに生きる困難を理解する。

（2）日記を備忘録のように使ってもの忘れの対策をしたり、脳トレとして活用したり、日記の記録を読んで自分の精神状態を把握するなど、自分の弱点を補強する手段にする。

（3）日記に書いてある思い出に浸り、これまでの人生を思い返し、今を生きる自分自身を再確認するなど。

「この研究から、認知症のある人が日記をつけることには、弱点を補強して自分を守り、自分自身を振り返る意味があることがわかりました」と津田先生は述べている。

■日記を書き続けられる秘訣

娘さんは秘訣について以下のようにまとめておられる。

▽日記を始めたきっかけは、もう大昔のことのようです。娘時代から何かしら書いていたようですが、結婚してから家計簿を毎日つけていて、その日にあったことなどをメモしていたようです。

▽子どもたちが自立してからは、家計簿よりも日記が主体になってきたようです。今の施設に入ってからは、周りから言われたことを忘れないようにとますます書くことが増えていきました。家事をすることがなくなって時間ができたことも理由の一つです。書くこと自体が好きなようです。

▽継続の秘訣というほど本人は意識せずに続けていて、毎日歯磨きするのと同じように生活の一部になっています。日記をつけないと気持ち悪いというか、1日が終わらないようです。

（「都政新報」連載⑨　2023年12月1日号）

Yさんの日記
日常を記録して落ち着いた暮らしを送る

東京都健康長寿医療センター研究所　津田修治

近年の日本の認知症施策は、認知症のある人とその家族の視点を中心に据えてきました。当事者の経験を十分に考慮されなかった過去の対策や支援は、隔離や排除、拘束など人権を侵害するものもあったことを認め、同じ失敗を繰り返さないためです。認知症のある人とその家族が経験していることに学び、それをヒントにすることで、認知症のある人たちが尊厳を保ち、希望を持って暮らすことができる社会の構築を進めます。

このような国を挙げた取り組みを進めるためには、当事者の経験を深く理解することが大切です。認知症のある人やその家族は、毎日を生きる中でどのような困難があるのか、どのような幸せがあるのか、どのような工夫をしているのか、などを明らかにして、対策や支援に生かすためです。認知症によって記憶や注意、時間や場所の感覚など認知機能が低下します。その時の生活の経験は、やはり当事者に聞いてみないとわかりません。認知症のある人や、支える家族を対象としたインタビューを通して、体験談や考えを詳細に聞き、共通点や相違点を明らかにします。

私の研究グループでは、認知症のある人が取り組む日記について調査しました。認知症のある人で日記をつけている人を見つけて、彼らに1時間程度のインタビューをしました。どのように日記を書き、読み返しているのか、なぜ続けているのか、どんな効果があると思うか、など、その人の経験を教えてもらいました。その中から、特徴的なエピソードをたくさん聞かせてくださったYさんの日記の取り組みについて紹介します。彼女の日記の取り組みを通して、認知症のある人の暮らしの体験について考えてみたいと思います。

85歳の女性のYさんは、夫と死別して福岡で一人暮らしをしていましたが、約10年前に認知症の診断を受けた後、娘に呼び寄せられる形で埼玉にある高齢者施設に引っ越してきました。娘の自宅から近く、何かあったらすぐに駆けつけられる距離は、Yさんにも娘にも安心を与えます。しかし、転居は人生の一大イベントでもあります。若くて元気な人であっても、転居には大きなエネルギーが必要ですし、そこで新たな生活を築くことは簡単ではありません。認知症になったYさんは、長年暮らした地域、築いてきた交友関係、楽しんできたテニス、そして夫や家族との思い出の詰まった自宅など、多くのものを福岡に置いてきて、馴染みのない土地で見知らぬ人たちと新たな生活を始めることになりました。そんな中でも、Yさんは変わらず日課として毎日の記録を残し続けてきました。

Yさんの日記は、B5のノートで一日2～3ページ、その日の出来事の記録とともに、彼女の感想や気持ちがびっしりと書かれています。時には辞書で引いて思い出した漢字の練習があったり、テレビで見て気になった健康情報が書いてあったり、勉強した記録も残っています。その日の最後にまとめて書くことが多いのですが、日中にも気になったことがあれば、すぐに日記を出してきて書き留めます。

日記を見せてもらうと、「夜8時10分、今からお風呂に入るのは億劫だ」という言葉が目に留まりました。夕食後にほっとして眠くなり、入浴が億劫になったYさんですが、日記を開いて書きつけたようです。Yさんが暮らした一日が、ありのままに臨場感を伴って記録されています。

Yさんの日記をつける習慣が始まったのは、結婚した当時、それは50年以上も前のことです。その頃は、夫には言えない愚痴も子育ての苦労も、自分の気持ちを日記に「ぶちまけて」書いたりすることもあったそうです。嬉しいことも辛いことも含めて、毎日の出来事や気持ちを書き込むことは日課になりました。そして、年に数回しか書き忘れることなく、長年続けてきました。その日課は、認知症になって、高齢者施設に住むようになった今も全く変わりません。Yさんは、「日記を書かないとなんか落ち着かないっていうか、忘れものをしたような感じがして、その日を心穏やかに終えることができない」と言います。また、何冊にもわたって書き溜めたYさんの日記を見て、娘は「母の福岡での人生そのものっていう感じです」と表現します。その日の暮らしを思い出して書き記すことは、彼女にとって一日一日に区切りをつける大切な営みです。それは認知症とは関係なく続けられ、Yさんを形作る要素の一つとも言えるようです。

日記の活用法についても尋ねました。一つには、書くことが自分の気持ちを整理する時間になっていることです。例えば、「今日は食事が不味くて食べられなかった」とか、嫌なことがあったり、嬉しいことがあったりしたら、そういうのをちょっと書いたり、日常の小さな感情を言葉にして記します。日々の気持ちを確認して整理し、安定させて、次の日に向かうことができます。認知症がわかって、長年暮らした土地を離れて、新たな環境で生活が始まった時、日記を使いながら新しい暮らしに向き合うことができたのではないでしょうか。

Yさんの日記には、さらに実用的な意味もあります。出来事の記録は、備忘録として生活に役立ちます。例えば、「前回白髪染めをしたのはいつだったっけ」と確認すると、たいがい日記を見ると書いてあります。テレビを見たり、人に聞いたりして学んだことは書きつけておきます。聞いたそばから忘れてしまうから、勉強したことをこまめに記録するのだそうです。また、読み返しながらその時のことを思い出したり、忘れていたことも想像したりできます。日記の取り組みは、彼女が楽しみながら続ける、忘れることへの対処法になっています。

また、高齢者施設の中での人付き合いのトラブルへの対策にも日記は役立つようです。共同生活の場で嫌な思いをすることもあるけれど、「書いておくと、その時にどうしてそうなったかっていうことが書いてあると、あとで言えますから」というように自分の身を守るための記録になります。「こんな歳だから、こっちが忘れてるだろうって思われやすいですから」とも言います。認知症のある人が暮らしの中で不利な扱いを受けやすいことを考えさせられます。出来事の証拠を残しておくことは、Yさんの記憶を助けるだけでなく、日々の安心に一役買っています。

認知症があると、心身の状態の変化に気持ちが乱れたり、もの忘れのため生活に不便が生じたり、社会で不利な立場に置かれたり、日常の困難が増えます。また、転居すれば新しい環境への適応に行き詰まることもあります。Yさんも認知症に関わる様々な困難を経験しましたが、その間も欠かさずに日記を続けてきました。日記は彼女の日々の暮らしの一部であり、記憶を補うことや、気持ちの整理を助けること、また、一日一日に区切りをつけることに役立ってきました。今日もYさんの日記は自分らしく暮らすための心の拠り所となり、彼女の生活に落ち着きをもたらします。

（Yさんは、連載⑨の「日記が生活と人生を支える元スポーツウーマン」に登場）

母のテニスと日記
Ｙさんの娘さん手記

90歳になる母は、２０２１年9月に大腿骨を骨折して全治しましたが、昨年7月に人工関節を入れていたところをまた骨折してしまいました。それでも手術を受けた翌日には立って、リハビリも順調に進み、入院２カ月で退院することができました。現在は杖をついて歩いています。高齢で普通は寝たきりになっても不思議はないのに、リハビリの先生も驚くほどの回復を見せたのは、テニスをずっと続けていたからだろうと思います。

母がテニスを始めたのは36歳か37歳くらいの時。きっかけは、産婦人科の検診に行った際にポスターが貼ってあり、興味を持って、そのテニスクラブに飛び込んだことでした。

私が小学生の頃で、体験レッスンに私も付いて行ったことを覚えています。娘も一緒にテニスをやれたらと思ったようですが、母だけがハマって、それからはテニス優先の生活になりました。

私の住む三郷市に移り住むまでは福岡県に住み、日本女子テニス連盟福岡県支部の会員として、ねんりんピックやシニアの大会によく出ていました。グアムでの親善試合にも出かけたそうです。福岡の家を引き払う時、トロフィーがいっぱいあって、ほとんど処分してしまいましたが、母は残念そうでした。

75歳の時に胃がんが見つかって、手術を受け、その後も1年くらいは一人で頑張っていたのですが、やはり一人暮らしに不安を感じて、母の方から娘の私の近くに住むところを探してほしいと言ってきました。幸い近くにケアハウスがあったので、そこに暮らして14年くらいになります。

胃がんになるまでテニスを続け、ケアハウスに入ってからも「テニスがしたい、テニスがしたい」とよく言っていました。最初の頃はハウスの仲間とウォーキングをしたり、市民プールにもよく行っていたようです。ストレッチは今でもやっています。

とにかく体を動かすのが大好き。足が速く、徒競走ではいつも一番だったと話していました。地域の運動会などでも一番になるので、他にも出場してくれと頼まれるのですが、それは嫌がっていました。性格的に目立つことはしたくないようです。あまり社交的ではないのですが、テニスの仲間とは長年付き合っていました。特にペアを組んでいた方にはとても良くしていただき、一人暮らしの母にずっと寄り添ってくださっていました。今考えると、少しずつ認知症の症状が出ていたのかもしれませんが、その方のおかげで問題なく暮らしていけたのかもしれません。

認知症については、胃がんの手術が成功して退院後、外出して家が分からなくなるなどアレッと思うことがあり、病院で診てもらった結果、アルツハイマー型認知症の診断が下り、三郷に来てから薬を飲み始めました。しかしながらそれから今まで14年ほど、認知症がそれほど進まず、ケアハウスである程度自立した生活が送れているのは、運動をずっと続けてきたことの他に、日記を付けていることがあると思います。

結婚以来、家計簿を付けていて、そのメモ欄にずっと記録していました。何十冊もありましたが、三郷に来る時に処分してしまいました。こちらに来てからは大学ノートを日記帳にして、一日に2、3ページも書いていたりしています。

日記の他にもメモ魔で、至る所にメモが置いてあります。健康オタクでもあるので、テレビで健康に良いことを言っていると、必ずメモします。食事についても、メニューの他に何時に食べて何時に食べ終わったか、食べた感想まで書いています。何か書いていないと気が済まないようです。よく見返したりして、思い出すこともあるので、日記が認知症の進行を食い止めるのに良い影響を及ぼしているのだと感じます。

母は人に日記を見られるのを嫌がるので、何を書き綴っているのか詳しくはわかりませんでしたが、チラッと見た感じでは、普通は口に出さないような感情をぶつけているところがありました。ストレスを溜めずにそういう場所があるというのは、認知症にはとても良い効果があると、入院した病院の看護師さんからも言われました。私に対して時々反発することもありますが、その感情も大切なことだとも教わりました。

父親は九州男児で、家のことは一切、母に任せていましたが、それさえやってくれれば、母がテニスに熱中しても何も言わず自由にさせていました。父が亡くなって、10年くらいは一人暮らしでしたが、テニスを満喫していたと思います。

昔から母は行動的で、色々なことをやってきました。母自身が大家族の長女で、家の手伝いなどでやりたいことができなかったという思いもあったようです。

私の子どもは男ばかり3人で、妹たちには2人ずつ子どもがいるので、孫は7人になります。帰省した際には孫たちの世話をよくやってくれました。

手先も器用で、編み物を習ってブラザー編み機の先生もやっていました。今でも、デイサービスで作品作りを楽しんでいて、習字も上手です。家のことを守り、3人の娘を育て、テニスや日記、編み物教室などもやっていた母の大変さが分かって、今になって母はすごいなと痛感します。

大場先生は母の話をよく聞いてくれるので、こちらのもの忘れ外来に通院できて本当に良かったと思っています。日記は先生にも見せたがらないのですが、母には治療に必要だからと言って見てもらい、毎回すごく褒めてくださいます。きっとそれも日記を続ける原動力のひとつになっていると思います。

2度目の骨折をする前の2023年5月には、母と妹と3人で日光に電車で行くことができました。母は楽しんでくれて、いい思い出になりました。これからも母には、できるだけ長く人間らしく過ごしてほしいというのが今の願いです。

（筆者のお母さまは、連載⑨の「日記が生活と人生を支える元スポーツウーマン」に登場）

もの忘れ外来・コロナ禍の診療風景

日記・家計簿などで進行予防効果

当院もの忘れ外来では、進行予防のためにも日記・家計簿・健康日記等を勧めている。コロナ禍でも家族の協力の中、脳トレとしても大いに推奨できる有効なものと感じている。前回の元スポーツウーマンさんは日記を50年余、また以前紹介した元病理医の方も長年続けておられる。今も続けている人は多くはないが、家計簿は続けているという方は結構いらっしゃる。

「最近おっくうになって」「いつも同じ生活で、平々凡々で書くことがないんです」とか、「今まで日記は書いたことありません」などの返事も少なくない。「毎日同じで、書くことがないのです」と判を押したように返事されるのが、先に紹介した「絵手紙」指導の方である。

■家計簿・メモの勧め

そこで、「日付・天気・食事など同じものはありません、日々変わりますね。また、買い物に行くことも週に何回かありますよね。家計簿は、家計の上でも意味がありますよね」と説明し、日記・家計簿の再開やメモを取ることなどを勧めるようにしている。

「メモは備忘録とも言い、大事なことは忘れてはいけないので、忘れることに備える＝備忘録ですよ。メモなどを書くことで、もの忘れの進行予防効果があります」などと説明する。主婦の方だと家計簿は書いていたという人も少なくない。「ぜひ再開しましょう。その空いたスペースに天気とか、自分の体調や健康状態などを書いてみてはいかが、それが日記になります」とも話す。

家計簿を70年来つけているというAさんは90代半ばで独居5年。認知症初期〜中期の方で、もの忘れ外来通院は8年。週に2回くらいレシートを貼り値段も書いて、そして日記的なメモも漢字で書くようにしている。書かないと落ち着かないといい、一定の進行予防効果があるようだ。

■1行〜5行日記なども

「日記・メモなどを書いてみましょう。家計簿も再開してみましょう」と勧めると、家族は一生懸命だが、ご本人の重たい腰を上げるには至らないことも少なくない。そこで「1行でも2行でも良いのです。日にちなどを入れれば3行から5行日記、ミニ日記になりますので」と付け加える。

1行日記20年継続のBさんは70代半ば。MCI（軽度認知障害）で外来通院は3年となる。日記の1行に（歩数＋天気、楽しいこと）記入を20年来継続し、漢字で書くことも心が

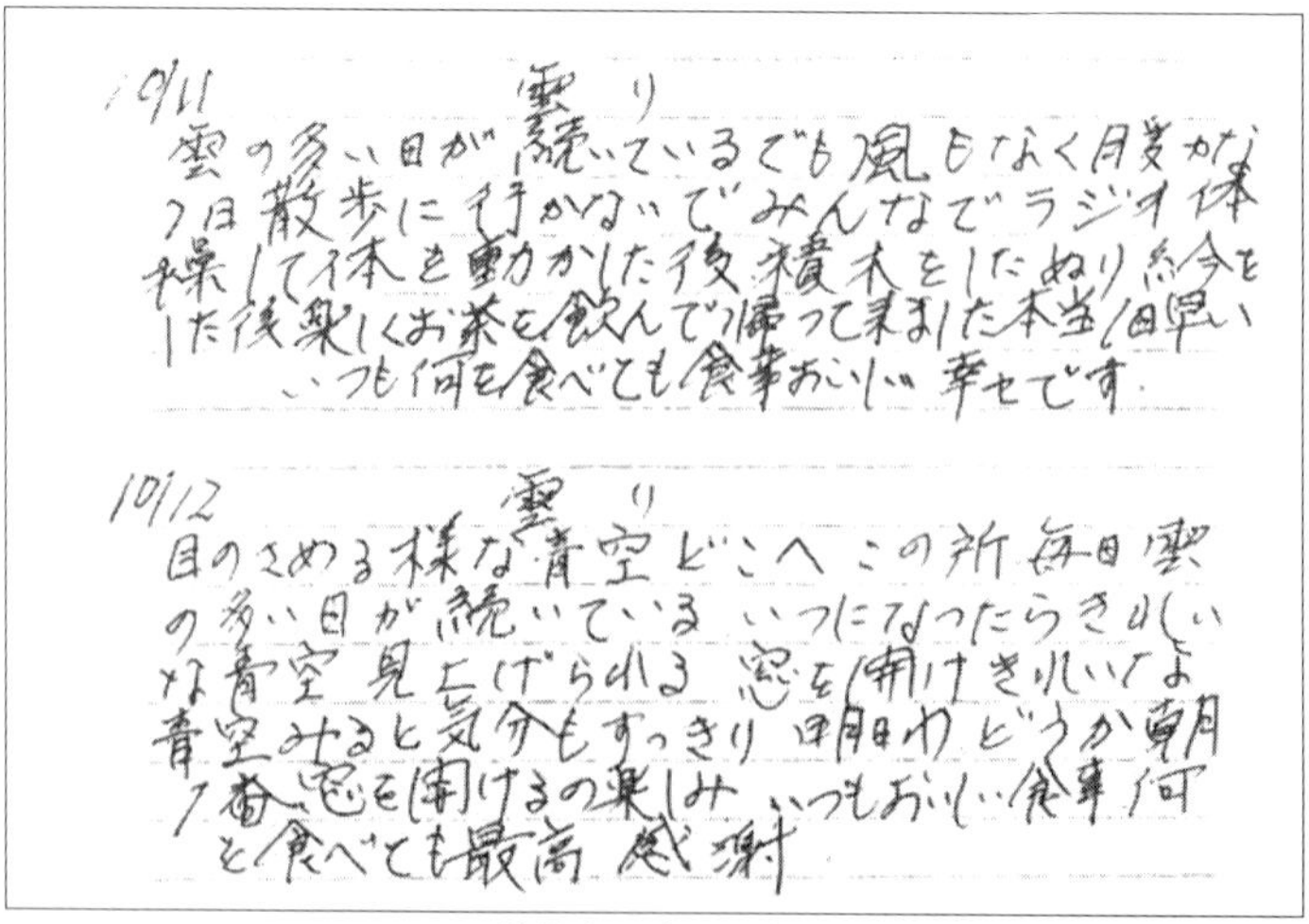
10/11 曇り
雲の多い日が続いているでも風もなく暖かな1日散歩に行かないでみんなでラジオ体操して体を動かした後積木をしたぬり絵をした後楽しくお茶を飲んで帰って来ました本当に1日早い いつも何を食べても食事おいしい幸せです

10/12 曇り
目のさめる様な青空どこへこの所毎日雲の多い日が続いている いつになったらきれいな青空見上げられる 窓を開けきれいな青空みると気分もすっきり 明日もどうか朝1番窓を開けるの楽しみ いつもおいしい食事何を食べても最高 感謝

80代後半の方の5行日記

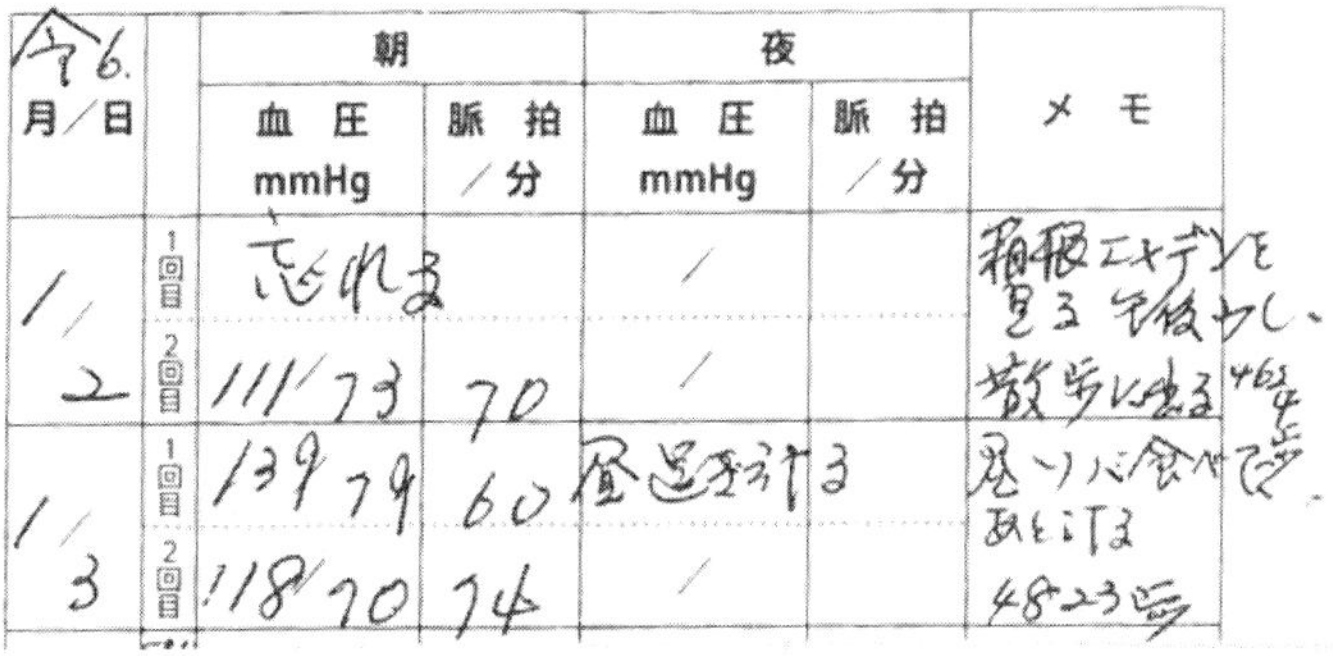

血圧手帳に書かれたメモ

けている。

5行日記のCさんは80代後半の認知症初期の方で通院4年。私の勧めで日記をつけ始めて5年、毎晩日記ノートに4～5行書いておられる。ご家族は「年月日、天気、食事など定型文だが、寝る前に毎日つけているので感心している」と話す。「食事」のことは、いつ何を食べても美味しいと、デイや家族への感謝の言葉が必ず添えられている。

■漢字書きの勧め

本や新聞をよく読んでも受け身なので文字、特に漢字は忘れてしまいやすい。「書くことがとても大切で、家計簿でも商品名などレシートがカタカナでも、漢字で書くようにしてはいかがでしょう」と勧める。日記でも、その日にあったこと、体験したこと、印象に残ったことなどを思い出し（回想）、それを文章・文字に残すことが（ここでも文字・漢字を思い出す）、記憶力や記銘力、回想力の保持、脳トレになると説明する。

漢字書きを熱心に取り組んでいる方もおられる。90代後半のDさん、認知症中程度の方で、近医に長年通院されている。娘さん（元学校の先生）が日記を数行でもと勧めたが、大変そうで続かなかったので、漢字の書き取りに取り組んだところフィットしたという。毎日読む習慣になっている新聞の記事から、娘さんたちが漢字をお手本として手書き。その横に、ご自身が書くようにしたら、2～3時間も集中して穏やかになり、表情も明るくなったといい、脳トレ効果がみられている。また、安定剤が必要だったイライラ傾向も緩和して、薬が不要になった。

■食事日記・健康管理メモ

「毎日食事は摂りますよね、それを書いてはどうでしょう。食事日記といって、大家の小説家が付けていたと以前話題になったこともありますよ」と勧める。70代のEさんは、食事日記を17年続けている。50代半ばで、くも膜下出血・動脈瘤手術を受け、その後に食事したことを忘れることがあり、「飯を食ってない」と大騒ぎしたという。そこで、毎食毎食書くように習慣化したところ、食べたことのもの忘れはなくなった。1年半前より、もの忘れ外来に通院している。認知症初期の方。

健康管理で、家庭血圧手帳や血糖値を付けている人もいる。その「メモ」欄に一言二言記入すれば日記となるのである。血圧手帳を毎日つけている方で、そこに2～3行のメモを書いている。また、糖尿病手帳を付けている方にも「そこにメモしてはいかが。日記になりますよね」と勧め、書き出した方もいる。

いろいろな取り組みで、日記・家計簿・メモとして文字を特に漢字を書くことが脳トレになるなどの意義を強調して勧めている。

（「都政新報」連載⑩　２０２４年3月19日号）

父の晩年　漢字書き取りとの出会い

クリニックふれあい早稲田医師　大河原節子

私の父は、２０２４年10月10日、自宅のベッドで静かに息をひきとった。享年98歳であった。

ここで父の認知症の進行状況と２０２３年６月から24年７月末まで約１年間続いた、認知症を食い止めるために行った漢字書き取りについてまとめてみた。

２０２１年、父が94歳の頃から、時折実在しない人があたかもいるかのように話すようになった。「知らない人が家に入ってきて……」などと真顔で話すので家族を困惑させた。

しかし一方では、母が心臓病で倒れてしまうことを心配して、母の入浴時間を計測するなど几帳面な面も見られた。実際、風呂あがりに母が倒れた時も瞬時に抱きかかえるなど、常に父の深い愛情が母を包んでいた。朝は、母の枕元にあたたかいミルクをもっていくのを習慣とし、足腰が弱ってミルクを運べなくなると台車にベルトをつけて引っ張って運ぶなどの工夫が見られた。義歯が合わない母に、野菜を混ぜてミキサーにかけた特製おじやを発明したのも父である。

最愛の母が亡くなって、献身的に尽くすことを生きがいにしていた父は、どうなってしまうのだろうと家族は心配したが、一向に悲しんでいる様子は見られなかった。母の死を全く信じていなかったからである。「ばあちゃんが、畑に行ったまま帰って来ない」「何にも言わないで何日も家をあけている」……と。何度、ばあちゃんは死んでしまったと説明したことか。また時折、介護者である私の妹を「ばあちゃん」と呼ぶこともあった。父の兄弟姉妹は皆他界してしまっているが、あたかも彼らが生きてるように話すこともあった。最愛の妻を失っても深い悲しみに沈まずにいられたのは、ある意味救いだったかもしれない。

２０２３年５月に、たまたま私が自宅でとった父のＨＤＳ－Ｒは11／30、ＭＭＳＥは18

／30、遅延再生の項目は0点であった。おそらく父は晩年、レビー小体型認知症か、高齢者に多いと言われる進行がゆっくりな高齢者タウオパチーに罹患していたのではないかと推測する。

ここで、父の概略にふれておきたい。父は農家の三男として生まれ、シンガー日鋼（旧パインミシン）に勤務していた。民謡が好きでよく人前で歌っていたが、手先も器用で、水道管のホースや竹に自分の勘でドリルで穴をあけて横笛や尺八を作り、自分が作曲した曲を吹いていた。妹の子どもを預かっては、ねんねこ半纏を着て孫をおんぶし、手作りの笛を吹いて、よく寝かしつけてくれたそうである。両親の健康維持が目的で始めた家庭菜園では、四季折々の作物を育てる一方で、梅や柚子、柿などの木を植えて収穫を楽しみにしていた。無農薬自然栽培の作物の味は格別で、米糠20俵も買い付けては元肥つくりをするなど、本格農業に近い熱の入れようだった。

２０２３年1月に母が亡くなったあと、あんなに好きだった音楽にも興味を示さなくなり、日中部屋の中で椅子に座って、ぼーっとしていることも多くなった。デイサービスを勧めたり、訪問リハビリの人に来てもらったりしたが、「何でも自分でできますから必要ありません」の一点張りで、なかなかサービスに繋げることはできなかった。月に1回の訪問看護もやっと途中から導入できた。訪問看護を入れておかないと、看取りに来てくれる医師がおらず、娘たちが後々困ってしまうだろうからという消極的な理由であった。

確かに毎日、新聞は大きな虫眼鏡をかざし長い時間読んでいたし、室内自転車こぎも日課としていた。でもそれだけでは刺激が少なすぎるし、何か父の日課にできるような作業はないものかと、妹と二人で探し色々なものにチャレンジさせてみた。しかし、脳トレのドリルや絵を描いて塗り絵をしてもらったりしても、その作業時間は30分くらいで生活のめりはりをつける課題とはならなかった。また、絵の模写をするのは難しそうであった。ユーチューブでの体操にもあまり興味を示さなかった。

そんな頃の２０２３年６月、大場敏明先生がもの忘れ外来で「漢字を書くのはとても良いことです」と話されているのを聞き、その話を妹にしたら「早速、父に試してみよう」ということになった。そして、この漢字の書き取りが父にはまさにぴったり適切な課題で、２０２４年７月31日まで約１年間続いたのである。

漢字書き取りの具体的な方法は、縦10マス横７マスの小学生が使う国語学習帳に妹（時に私）がその日の新聞を見ながらお手本となる漢字を書いて、１日４ページから６ページの漢字の書き取りが毎日の課題となった。

例えば2023年7月のノートを見ると、「東京五輪、重圧、想像、使命感、原動力、得意」等という漢字が並んでいる。はじめはボールペンでお手本を書いていたが、「それでは読みにくい」と本人からの注文があり、サインペンで書くことになり、またふりがなをつけてという要望も出された。時折、練習する場所の間違えもあったので、手本と練習をセットにして色鉛筆で区切りの線も入れてみた。漢字の書き取りのノートは1年間で30冊以上になった。椅子に座って大きな口を開けてガーガー寝ていても、「はい、漢字のお手本ができたよ」と言うと、自分で姿勢を立て直し、まるで現役の事務系の職業人のように集中して取り組んだ。毎日、漢字に集中する時間は2時間から3時間に及んだ。また書き終わったあとも、書いたページをひっくり返しながら飽きることなく30分も1時間も眺めていることもあった。

なぜこんなに漢字の書き取りが父の心を射止めたのか？　①父の真面目な気質に課題が合っていた②娘らが自作したものだったので、その気持ちに応えたいと思ったのか③毎日同じ時間に起き、同じ時間に課題をやるというように、無理にやるのではなく習慣になった④書く作業が好きで父なりに達成感があった⑤最初の頃より線の書き方などしっかりできるようになり、目に見えて上達があったことも本人は喜んでいた⑥間違えたところを直してもらい、称賛されたりすることが励みになった⑦本人の要望で漢字にふりがなをつけたが、それが日々読んでいた新聞読みに役立った――などが推察される。

父には、漢字の書き取りは日常の生活の張りになり、その時間は介護者にもより豊かな時間を与えてくれたように思う。しかし、全ての認知症高齢者に適応できるものではないだろうし、また認知症高齢者の在宅介護は予想していたよりかなり大変なものであった。

今年の夏は、暑さがひどく体力を消耗したせいか食事の時間以外ほとんど布団の上で寝ているようになり、筋力も低下していった。布団からポータブルトイレに這い上がるのも大変になってしまった。徐々に木が枯れるように痩せていき、食事をするとむせるらしく咳をするようになった。約2週間の短期間に嚥下力も低下し、誤嚥性肺炎を起こし、帰らぬ人となってしまった。

最後まで家に来る人や介護する人への気遣いをして、亡くなる数日前にも、にこやかな笑顔を作り、「ありがとう」と。たとえ認知症になっても、見えてる世界が違っても、一緒にいて安心できる温かな父へ「頑張ったね。こちらこそありがとう」と伝えたい。

（筆者のお父様は、連載⑩の「日記・家計簿などで進行予防効果」に登場）

お金をかけない健康法
「コロナ特別編」から転載
（「いつでも元気」に大場が連載執筆中）

全日本民医連が毎月発刊している『いつでも元気』。2019年4月から、同誌に「ドクター大場のお金をかけない健康法」と題したコラムを連載している。コロナ禍の間は「コロナ特別編」として、コロナにまつわるあれこれを寄稿した。その中からいくつかを転載したい。

コロナと慢性疾患

薬が切れないように必ず受診していた慢性疾患の患者さんも、コロナの影響は避けられません。

70代のAさんは糖尿病歴20年。最近は「コロナ太り」が口癖で、10カ月で3キロ太ったとのこと。問題の血糖値ですが、この間HbA1cが6・7→7・1→7・6→8・1と悪化しています。「むーん、まずいですね」と私が言うと、「コロナのせいだね」とかわされます。

70代のBさん。高血圧と脂質異常に加え、少々不安症もある独居の方です。「外出はクリニック受診の時だけで、ほかは一歩も外へ出ません。とにかくコロナが怖くて。買い物は取り寄せで、野菜はしっかりと洗っています」など、受診時には実によく話されます。私から「問題なのは運動不足です。ぜひ歩きましょう。散歩では3密になりません。歩いてコロナにかかったという話は聞きません」「糖尿病には食事療法と適度な運動。必要なら薬を飲んで、合併症予防が大事です」とお伝えします。

60代で高血圧のCさんは、電話での再診が続いていましたが、それも滞ってきました。久しぶりの電話で「薬をしばらく取りに来ていないですね」と私が言うと、「コロナが怖くて、クスリを取りに行くのも足が遠のきます」とのお返事。Cさんは「血圧が170になることもある」とのことで、なおさら心配です。

「血圧が高いまま放置するのはまずいですよ。40代で脳出血発作を起こした方もいます。血圧測定を続けながら、しっかり薬を飲んでください」とお話しました。

来院が不安そうな方には、クリニックの感染防止対策について丁寧に説明するように心がけています。「職員の体調管理や玄関での体温測定、消毒や待合室の換気など、対策はバッチリです。発熱などの症状がある人は、感冒外来として時間も場所も別にしています」

電話での診療と処方もコロナ禍のもとでの臨時的取り扱いとして、引き続き可能です。必ず受診と治療を継続しましょう。

（「いつでも元気」２０２１年４月号）

コロナうつ

コロナうつが話題になりだしたのは、昨年の夏頃だろうか。９月に厚労省が1万人以上を対象に調査すると、半数程度の人が何らかの不安を感じ、女性のほうにより多くその傾向が見られた。当クリニックの外来でも、自分から「コロナうつなのでは」と口にする方が続出した。

高血圧と脂質異常症などで通院するAさん（70代女性）。夏頃「コロナうつかしら。気持ちが落ち着かないの」とおっしゃる。北海道の施設で暮らす母親に面会できずにやきもきしていた。PCR検査で陰性を確認して北海道へ。1週間滞在して帰られたあとは、少し落ち着いたようだ。

Bさん（70代男性）は高血圧や不眠、前立腺肥大で通院。やはり夏頃「どうもだるくて、コロナうつかも。血圧も高めで気になるし、足がもつれる」と話す。スクワットや体操は続けていたが、秋からは完全消毒で再開したジムを利用。「最近は調子が良い」とのことで、ほっとしている。

脂質異常症や膝関節症を抱えるCさん（50代女性）は「最近、動悸が気になる」と訴える。同居の母が通うデイサービス施設からコロナ陽性者が出たと連絡を受け、突然の動悸に襲われたという。感染の不安が体調に悪影響を与えたのだろう。

喘息のDさん（70代女性）は毎朝、テレビでコロナの感染状況などをついつい見てしまっていた。「いつもならウキウキする春なのに、桜や菜の花を見ても、憂鬱な暗い気分になる」。

一人暮らしなので話し相手もおらず、お喋りができない。だんだん寝つきも悪くなり、いつもは見ない夢を見るようになった。

初めて経験する自粛生活・外出制限の中、今まで経験したことのない感情に襲われる。倦怠感や憂鬱、動悸や不眠……。受診時には堰を切ったように話され、またご自分なりの工夫も語られる。

いつも通りの運動やジム通いの再開、リモートでも親戚や友人などとの会話を意識して楽しむことで、うつ気分も緩和してきている。一方で、感染のさらなる拡大や長期化による孤立は依然として心配だ。

（「いつでも元気」２０２１年５月号）

コロナと肥満

「コロナ太りです」――コロナ禍の診療において、患者さんからよく耳にする。外出自粛で運動する機会が減り、一方で口寂しくて間食が増えているようだ。

元看護師のＡさん（60代女性）。毎回のように「コロナ太りだわ。５キロも増えて」と自嘲気味。7年前に病院を早期退職し、持病の高血圧・脂質異常症で当院へ通院。躁うつ病などで精神科クリニックにも通っている。

「運動しているのよ。その努力は認めてね」。朝1時間の散歩と、買い物も歩いて行く。栄養指導も予約。後日、栄養師さんの記録を見ると「から揚げやフライが好きで、毎日ビール続き」と書いてあった。

もの忘れ外来に通院するBさん(70代男性)は元工場長。「若い頃は仕事で歩きっぱなし。(運動や散歩で) 歩く気がしない」が口癖である。

コロナの外出自粛に加え、「菓子パンが実に美味しくて」と半年で体重が8キロ増加。夏に「この暑さでは歩けるわけがない」と話していたので「涼しくなったら歩こう」と勧めるが、秋には「若い頃から仕事が大変だった」とグチる。妻は「いつも同じね」と冷めている。認知症もあるので、それ以上は迫らない。

Bさんは4年前、交通違反後の認知症テストで不合格だったため運転免許証を自主返納したが、それを勧めた妻への恨みも残る。幸いなことに、「長谷川式認知症スケール」は2年近く18点を維持している。

糖尿病・高血圧で通院するCさん（60代女性）は、3年前にがん末期の夫を自宅で看取った。訪問診療でお伺いした当時、笑顔の振る舞いが印象的な方だった。

夫を見送ったあと食事が乱れ、血糖値が悪化。そこにコロナ禍である。体重が10キロ増え、血糖値のコントロールに難渋している。入院を勧めるも拒否され、糖尿病専門医への受診も嫌がる。

インスリン増量を繰り返すが、改善が見られない。しかし視力が低下してきたため、Cさんは白内障の手術を受けるべく、体重減少と血糖値安定を目指して必死に努力中である。

（「いつでも元気」２０２１年7月号）

コロナとフレイル

コロナ禍で高齢者のフレイル（心身の衰え）の進行が心配です。昨年来、私の外来患者さんにも、心配な方が増えています。

Aさん（70代女性）は元着付けの先生。夫を7年前に亡くし、現在はひとり暮らしです。慢性胃腸炎、腰痛症、不安症などで、毎月1～2回ほど通院。コロナ禍で以前より受診回数が増えたAさん。この1年の診療を振り返ります。

【（昨年）春】「胃痛がとても辛い」と胃部を押さえながら診察室に駆け込む。だるくて食欲が減退し体重も減少。コロナの感染拡大で「訪問リハビリも心配」と訴える。

【夏】体重が7キロ減。足腰が痛く、杖歩行。やる気が出ない。孫・ひ孫とずっと会っておらず寂しい。

【秋】せきと痰が出て「コロナに感染しているかも」。動悸も激しい。

【冬】不安で買い物にも出られず、ヘルパーにお願いしている。ラジオを流しっぱなしで悲観的になる。神経科から安定剤を処方された。


これに対して、Aさんの身体の状態を診ながら必要な検査を行い、アドバイスをしてきました。


【（昨年）春】胃カメラ、腹部エコーともに問題なく、胃炎です。栄養を十分にとりましょう。訪問リハビリは感染対策がされていますので、継続してください。誰とも会わない孤立感のほうが心配です。

【夏】少しずつでも身体を動かしましょう。孫・ひ孫に会えないのは辛いですが、電話などでのコミュニケーションと、思い切ってスマホデビューはいかがでしょうか。

【秋】検査結果を見ると、肺炎もコロナもありません。心電図、血液なども正常範囲です。

漢方も併用して症状を緩和させましょう。

【冬】神経科との併診で、心身の治療とリハビリを続けましょう。外に出れば、少しは気持ちもリフレッシュできます。

フレイル予防のポイントは「食事」「運動」「人とのつながり」です。感染対策をしながら、可能な限り心身の健康を保てるように工夫して乗り越えましょう。

〈フレイルの判断基準〉
①体重減少②倦怠感（疲れやすさ）③活動量低下④筋力低下⑤歩行速度低下のうち、三つ以上に該当する場合をフレイルと呼ぶ

〈フレイルを予防するには〉
食事　栄養バランスよく、特にタンパク質の摂取を心がける
運動　人との距離をとってウオーキングなど。家の中でもできる範囲で身体を動かす
人とのつながり　家族や友人と意識して連絡を取り合う。挨拶や何げない会話も大切。電話やオンラインも活用する

（「いつでも元気」２０２１年８月号）

新型コロナ感染対策

「新型コロナの第6波はピークアウト（頭打ち）しましたか」。ある外来患者さんからの質問です。私は「現在第6波のピークが近づきつつあるが、このまま落ち着くかは即断できない」という専門家の見解を紹介。「特に高齢者の死亡者数が最悪で、感染をいかに抑えるかが重要です。ピークアウトとの楽観論は誤っています」とお伝えしました。「救急医療や保健所機能の逼迫も心配ですね」との意見も。たとえ軽症でもコロナに感染すると医療・介護・保育などのエッセンシャルワーカーの欠勤者が増加し、医療・介護現場などへの影響も深刻です。

発熱外来の受診が急増する一方で、救急搬送困難事例は週に5千件を超え、第5波（昨夏）を上回る状況です。また高齢者施設などでクラスター（集団感染）が多数発生しており、ハイリスク集団の感染が危機的です。

「3回目のワクチン接種は大丈夫ですか」との質問も増えています。現状では3回目の接種率が12・6％と大変遅れています。「2回目接種の8カ月後」という当初の政府方針が混乱のもとでした。6カ月過ぎには免疫が低下します。3回目接種の加速化が重要です。前回と違うメーカーのワクチン接種については、特に問題はありません。

やはり大切なのは、一人ひとりの基本的な感染対策の徹底です。これまで通り、マスク着用、手洗い、3密（密閉・密集・密接）回避などをしっかりと続けましょう。マスクを鼻にすき間なくフィットさせ、しっかりと着用すること。マスクは品質の確かな、できれば不織布を使用してください。

2年以上続くコロナ禍。先が見えない状況ですが、明けない夜はありません。ワクチン接種の促進と基本的な感染対策の再徹底など、政府・自治体の政策推進と我々一人ひとりの努力でコロナ禍を克服しましょう。

（「いつでも元気」2022年4月号）

コロナ下の介護現場

2~3月はオミクロン株の大流行で高齢者施設のクラスターが際立ちました。コロナ第6波がピークを迎え、高齢者の死亡も急増のなか、困難な事態に陥っている介護現場。各紙の報道と身近な施設での苦労を紹介します。

高齢者施設で療養限界（2月24日・読売新聞）。東京都内の高齢者施設で療養中の感染者の死亡例が増え、2月23日時点で35人が死亡。関係者は病床の逼迫による「施設内療養」の限界を指摘。

「陽陽介護」窮余の策（2月9日・朝日新聞）。陽性の職員が陽性の利用者を介護する「陽陽介護」が介護現場で起きている。急激な感染拡大で人手不足だが、「介護施設は休業できない」と沖縄のグループホーム経営者。この施設では利用者9人中8人、職員12人中9人が陽性に。

接種遅れで施設クラスター（3月1日・埼玉新聞）。高齢者施設のクラスター発生が後を絶たず、約1カ月前の7倍に急増。施設の介護職員は、入院できない入所者の容体急変や自身の感染という二重のリスクに直面し疲弊している。厚労省によると、クラスター発生件数は2月14日からの1週間で437件と約1カ月前の7倍に。昨夏の第5波最多数の10倍にも。

近隣の施設からも報告が相次ぎました。

老人ホーム　職員4人と入居者23人中20人が陽性に。死亡者も出て、早い感染力で勤務態勢が大変に。

グループホーム　入居者9人中8人が陽性。3人が発熱38℃以上で救急搬送され入院。

特養　職員12人、入居者54人中50人が陽性に。死亡者2人。「一時は投げ出したくなる気分に襲われた」と責任者。

現場の困難が、うめき声のように聞こえます。3回目のワクチン接種をもっと早くできれば、状況が違っていたのではと悔やまれます。

（「いつでも元気」2022年5月号）

新型コロナワクチンの有効性・副反応

新型コロナワクチンの有効性と副反応について、よく質問を受けます。『日本医師会雑誌』2022年1月号のワクチン特集などを参考にしながら、そのポイントを紹介します（※1）。

Aさんからの質問「新型コロナワクチンが有効との根拠は？」。

有効性については、ファイザー製・モデルナ製ともに、非常に高い効果が確認されています。開発臨床試験では、新型コロナに対する発症予防効果は約95％（※2）。さらに入院・重症化予防、死亡抑制でも同様の高い効果が確認されています。変異ウイルスに対しても、2回の接種完了による重症化予防や死亡抑制が85％以上の効果です（※3）。

また、いち早くワクチン接種を実施したイスラエルでの研究によると、入院予防効果93％、重症化予防効果92％、死亡抑制効果81％と報告されています（※4）。

Bさんからの質問「安全性については大丈夫？」。

副反応は接種部位の痛みなどの局所反応（70～80％）、倦怠感や頭痛などの全身反応（50％弱）、発熱（38％）など、一般のワクチンと比較すると高率です。しかし重い症状は少なく、ほとんどが数日以内には治まります。

重い症状の副反応としては、アレルギー反応、特に重症のアナフィラキシーショックが心配されます。報告頻度は2021年7月現在、100万回接種当たりファイザー製ワクチンで5件、モデルナ製で2・2件と低く、その後も継続的に評価が行われています。

その他、稀ですが心筋炎・心膜炎が報告されています。特に30歳未満の若年男性で自然発生を上回る頻度です。ただし報告頻度は100万回あたり0・6～0・8件と低く、多くが軽症です。新型コロナに感染すると、より高い頻度および重症度で心筋炎・心膜炎の合併が認められるため、ワクチン接種による利益は接種のリスクを上回ると評価され、接種が勧められているのです。

※1　文献：「新型コロナウイルスワクチンの有効性・安全性と接種後の有害事象報告」（国立国際医療研究センター、予防接種支援センター長・氏家無限）
※2　発症予防効果95％とは、ワクチン接種グループで発症した割合が100人中0・5人に対して、プラセボ（偽薬）を接種したグループでは100人中10人が発症したということです。
※3　文献：『The New England Journal of Medicine』Vol383、2603〜2651頁／『The New England Journal of Medicine』Vol384、403〜416頁
※4　文献：『The Lancet』Vol398〜2100頁

（「いつでも元気」2022年6月号）

次のウイズコロナに向けて

コロナ第6波は、介護施設・医療機関でのクラスターが目立ち、実に大変でした。近隣の特養ホームでは2月、入居者さんの9割と職員の5割が感染。通常業務の維持は困難になり、野戦病院さながらの厳しさでした。多床室で隔離が難しいことも、感染拡大の背景にありました。

先日、この施設の管理者の皆さんからお話を聞きました。臨時の特別体制を組んで、半分のスタッフで業務を回したそうです。すべての業務を簡素化し、入浴支援は停止。介護サービスを薄くせざるを得ませんでした。幸い、陽性者が陽性者を介護する「陽陽介護」には至らず、職員のメンタル障害も起きていないとのことでした。

医療機関でのクラスターも深刻でした。ある慢性期病棟では4月、患者さんの3割と職員の3割が感染。血液透析が必要な患者さんの3割が感染する大変な事態でした。職員は防護具で感染対策を徹底。入院を制限し、入浴介助停止など患者さんの入院生活にも影響が及びました。透析室は個別にビニール隔離となり、転院できない患者さんのコロナ治療にも取り組みました。

収束して平常業務に復帰するまで約1カ月。暴風雨のようなクラスターの中、スタッフ一同しっかりと協力して乗り切りました。現在は精神科医や臨床心理士の援助のもと、スタッフの振り返りに取り組んでいます。

コロナ禍が始まって約2年半。介護・医療現場の職員が団結してがんばってきたことは、ご承知の通りです。さらに感染拡大を止める先手対策や管理指導、職員のメンタルヘルス対策なども相まって、みんなで危機を乗り越えてきました。コロナ感染の予防と対策・治療の経験と教訓を蓄積しながら、次のウイズコロナへ向けて現場はしっかりと歩んでいます。

（「いつでも元気」２０２２年７月号）

おわりに

医療法人財団アカシア会理事長　大場敏明

都政新報への寄稿「認知症医療の現場から　町医者のメッセージ」をまとめて出版しようと、相談を始めたのが昨年8月のことだった。原稿の整理、また関係者の報告・証言などの原稿追加に、多くの関係者の協力の中、約半年かかって本書の出版となった。私の依頼に対する、多くの皆さんの快いご協力に、感謝々々の極みである。

第一に、介護事業所の「現場からの報告」がリアルで、実に困難な現場に思いを馳せ、感激させられた。認知症グループホームからの報告は、他の認知症介護施設と同様、「24時間認知症ケア」の大変さを知らされる。職員も多くが感染してしまい、想像を絶する極限状態で、「二度と経験したくない」との叫びが心に響く。

特養での「絶体絶命の介護の日日……」との呻き声にも、心揺さぶられる。今年になって片倉和彦院長から「コロナ発症して、体温39・5℃で伏せっておりました。特養は4回目のクラスターで、罹患者22名、永眠1名です」とのメールがあった。まだまだ苦悩に満ちた闘いは続いている。

一方で、コロナ禍でも認知症ケアを後退させまいと、専門家の皆さんたちの協力も得て努力した「通所系の事業所」等の奮闘も伝わってくる。そして、入院が必要な時に病院が満床などで断られる、認知症医療とケアの現場は、苦悩に満ち、公的臨時医療施設の必要性を訴える、切実な思いも語られた。

第二に、病医院担当医師や専門医からの原稿もいただいた。野戦病院と言わざるを得ないほど「大変厳しい状況」の医療機関など、経営もピンチとなりながらも患者さん優先で運営し、コロナ感染症医療を継続できたのは、「職員の情熱」(現場の頑張り)があったためとの院長の言葉は重い。しかし、地域の民間病院での限界の中で、本来は公的病院が担うべきであり、行政の責任による的確な医療機関への誘導などが必要との指摘は鋭い。

しかも、院長自身のご家族をコロナ感染で亡くされたとか、目頭が熱くなるエピソードなど、さらに多くの悲劇や感動がたくさん埋もれているのであろうと痛感した。

第三に、当事者、そして家族の皆さんが参画しての出版となったのが、認知症基本法時代の今、強調しておきたいことである。苦渋の体験をした皆さんの多くは、万感の思いであろう。コロナ禍でも、その人らしい生活と人生を支える認知症ケアを貫く支援の中で、デイサービス利用「当事者」である赤佐さんの原稿の、感動・喜び・今なお人生の成長を遂げていく等々の瑞々しい文章に感嘆させられる。他の家族の方々からも、認知症ケアの苦労と喜怒哀楽の様子などを、語っていただいた。心より御礼申し上げたい。

本書の出版にあたり、寄稿いただいた、津田修司先生、岡村博先生、片倉和彦先生、大河原先生、大場文江副院長、高杉春代元介護統括部長、松原郁代看護師、小山正見先生、寺田慎部長、和顔施利用者・赤佐さん、そして多くの家族の皆さんに心より感謝申し上げる。

また、出版に際しては、都政新報社の門脇千代子さん、吉田実社長さんのご尽力に、感謝申し上げるものです。

2025年　年頭

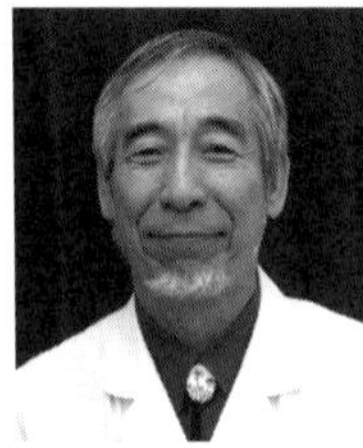

大場敏明（おおば・としあき）

1946年新潟県生まれ。73 年千葉大学医学部卒。同大内科研修を経て、地域病院（柳原病院・船橋二和病院・東葛病院・三郷協立病院など）や診療所に勤務。老人病院勤務時代、認知症医療の現実に疑問を感じ、2000年、埼玉県三郷市内に「クリニックふれあい早稲田」を開設。「町医者」志向で地域医療を担い、認知症グループホームやデイサービスなど6カ所の介護事業所、障害者福祉事業所6カ所を運営。医療・介護・地域（家族）の認知症ネットワーク構築を推進し、「認知症医療新時代、かかりつけ医が主役」「当事者とともに歩む、トライアングル支援」を提言。共著に『ともに歩む認知症医療とケア』（現代書林）、『かかりつけ医による　もの忘れ外来のすすめ』（同）、『認知症ケアと俳句の力』（同）、 著書に『ドクター大場の未病対策Q&A』（幻冬舎）、『未病歳時記〈続〉ドクター大場の未病対策Q&A』（同）など。

コロナ禍の認知症医療とケア
医療・ケアの現場から

2025 年 3 月 15 日　初版第 1 刷発行

著　者　大場敏明

発行者　吉田　実

発行所　株式会社都政新報社
〒 160 － 0023
東京都新宿区西新宿 7 － 23 － 1　TS ビル 6 階
電 話 : 03（5330）8788
FAX　: 03（5330）8904
振替　00130-2-101470
ホームページ　http://www.toseishimpo.co.jp/

デザイン　クリエイティブ・コンセプト

印刷所　藤原印刷株式会社

乱丁・落丁は、お取り替え致します。定価はカバーに表示してあります。

ISBN 978-4-88614-293-1 C0047